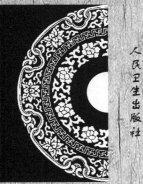

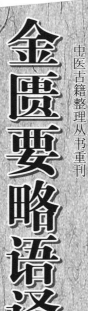

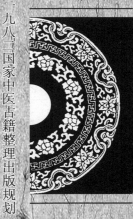

金匮要略语译

一九八二国家中医古籍整理出版规划

中医古籍整理丛书重刊

主　编：何　任

编　者（按姓氏笔画排序）

冯鹤鸣　汤金土　连建伟　范永昇

俞景茂　姚真敏　高越敏　黄英俊

审　定　殷品之　杨百茀　刘渡舟　欧阳锜

人民卫生出版社

图书在版编目（CIP）数据

金匮要略语译 / 何任主编. —北京：人民卫生出版社，
2013

（中医古籍整理丛书重刊）

ISBN 978-7-117-17171-7

Ⅰ.①金…　Ⅱ.①何…　Ⅲ.①《金匮要略方论》—注释

Ⅳ.①R222.32

中国版本图书馆 CIP 数据核字（2013）第 083443 号

人卫智网　**www.ipmph.com**	医学教育、学术、考试、健康，	
	购书智慧智能综合服务平台	
人卫官网　**www.pmph.com**	人卫官方资讯发布平台	

金匮要略语译

主　　编：何　任
出版发行：人民卫生出版社（中继线 010-59780011）
地　　址：北京市朝阳区潘家园南里 19 号
邮　　编：100021
E - mail：pmph @ pmph.com
购书热线：010-59787592　010-59787584　010-65264830
印　　刷：三河市尚艺印装有限公司
经　　销：新华书店
开　　本：850×1168　1/32　　印张：6.5
字　　数：120 千字
版　　次：2013 年 7 月第 1 版　2024 年 6 月第 1 版第 8 次印刷
标准书号：ISBN 978-7-117-17171-7
定　　价：20.00 元

打击盗版举报电话：010-59787491　E-mail：WQ @ pmph.com
（凡属印装质量问题请与本社市场营销中心联系退换）

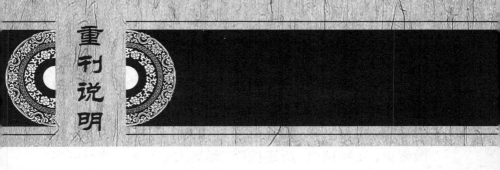

　　《中医古籍整理丛书》是我社 1982 年为落实中共中央和国务院关于加强古籍整理的指示精神，在卫生部、国家中医药管理局领导下，组织全国知名中医专家和学者，历经近 10 年时间编撰完成。这是一次新中国成立 60 年以来规模最大、水平最高、质量最好的中医古籍整理，是中医理论研究和中医文献研究成果的全面总结。本丛书出版后，《神农本草经辑注》获得国家科技进步三等奖、国家中医药管理局科技进步一等奖，《黄帝内经素问校注》《黄帝内经素问语译》《伤寒论校注》《伤寒论语译》等分别获得国家中医药管理局科技进步一等奖、二等奖和三等奖。

　　本次所选整理书目，涵盖面广，多为历代医家所推崇，向被尊为必读经典著作。特别是在《中医古籍整理出版规划》中《黄帝内经素问校注》《伤寒论校注》等重点中医古籍整理出版，集中反映了当代中医文献理论研究成果，具有较高的学术价值，在中医学术发展的历史长河中，将占有重要的历史地位。

　　30 年过去了，这些著作一直受到广大读者的欢迎，在中医界产生了很大的影响。他们的著作多成于他们的垂暮之年，是他们毕生孜孜以求、呕心沥血研究所得，不仅反映了他们较高的中医文献水平，也体现了他们毕生所学和临床经验之精华。诸位先贤治学严谨，厚积薄发，引用文献，丰富翔实，训诂解难，校勘严谨，探微索奥，注释精当，所述按语，彰显大家功底，是不可多得的传世之作。

中医古籍浩如烟海，内容广博，年代久远，版本在漫长的历史流传中，散佚、缺残、衍误等为古籍的研究整理带来很大困难。《中医古籍整理丛书》作为国家项目，得到了卫生部和国家中医药管理局的大力支持，不仅为组织工作的实施和科研经费的保障提供了有力支持，而且为珍本、善本版本的调阅、复制、使用等创造了便利条件。因此，本丛书的版本价值和文献价值随着时间的推移日益凸显。为保持原书原貌，我们只作了版式调整，原繁体字竖排（校注本），现改为繁体字横排，以适应读者阅读习惯。

由于原版书出版时间已久，图书市场上今已很难见到，部分著作甚至已成为中医读者的收藏珍品。为便于读者研习，我社决定精选部分具有较大影响力的名家名著，编为《中医古籍整理丛书重刊》出版，以飨读者。

人民卫生出版社

2013 年 3 月

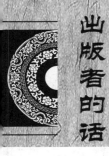

根据中共中央和国务院关于加强古籍整理的指示精神，以及卫生部1982年制定的《中医古籍整理出版规划》的要求，在卫生部和国家中医药管理局的领导下，我社在组织中医专家、学者和研究人员在最佳版本基础上整理古医籍的同时，委托十一位著名中医专家，用了七八年的时间，对规划内《黄帝内经素问》等十一部重点中医古籍，分工进行了整理研究，最后编著成校注本十种、语译本八种、辑校本一种，即《黄帝内经素问校注》、《黄帝内经素问语译》、《灵枢经校注》、《灵枢经语译》、《伤寒论校注》、《伤寒论语译》、《金匮要略校注》、《金匮要略语译》、《难经校注》、《难经语译》、《脉经校注》、《脉经语译》、《中藏经校注》、《中藏经语译》、《黄帝内经太素校注》、《黄帝内经太素语译》、《针灸甲乙经校注》、《诸病源候论校注》、《神农本草经辑注》等十九种著作。并列入卫生部与国家中医药管理局文献研究方面的科研课题。

在整理研究过程中，从全国聘请与各部著作有关的中医专家、学者参加了论证和审定，以期在保持原书原貌的基础上，广泛吸收中医学理论研究和文史研究的新成果，使其成为研究重点中医古籍的专著，反映当代学术研究的水平。因此，本书的出版，具有较高的学术研究价值。

然而，历代中医古籍的内容是极其广博的，距今的年代是极其久远的，有些内容虽然经过研究，但目前尚无定论或作出解释，有待今后深入研究。

人民卫生出版社
1989 年 2 月

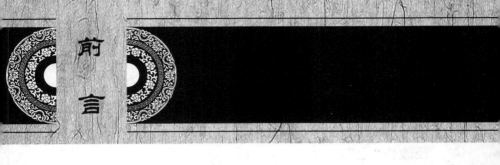

《金匮要略》系汉末张仲景所著，为中医经典著作之一，是中医学中最早的一部研究杂病的专书。它对中医辨证论治体系的形成与发展作出了重大贡献，素为古今医家誉为医方之祖，列为医者的必读之书。但是，由于本书成书年代湮远，文字古朴，医理深奥，初学者阅读颇感困难。为此，我们受国家中医药管理局的委托，在主编《金匮要略校注》的同时编写了本书，以便初学者习读，名曰《金匮要略语译》。

本书原文以人民卫生出版社出版、何任主编的《金匮要略校注》作为底本进行整理。既反映了仲景《金匮要略》原貌，又吸收了《金匮要略校注》的研究成果。

全书 25 篇，每篇前有"提要"，内容与《金匮要略校注》同，以概括介绍全篇中心大意。

原文的校勘内容，凡《金匮要略校注》据改、补、删、倒者，本书均予径录；凡在校勘中表示"是"或"义胜"者，本书在原文相应处之后［］内注明，如痓［痉］从，并在"注"中、"语译"中直接作为原文进行释译。

本书原文中古奥、生僻的字词，于"注"中予以注解，释文力求深入浅出，通达流畅，一般不引书证。

　　书中"语译"，以直译为主，阐释仲景原意。间或参以意译，以补直译之不逮。

　　本书系简体横排的普及本，原文俱径改为现代通行的规范简化字；方后煎服之"右×味"之"右"字，俱径改作"上"。

浙江中医学院　何　任

范永昇　俞景茂　连建伟

姚真敏　高越敏　汤金土

黄英俊　冯鹤鸣

1988 年 9 月 25 日

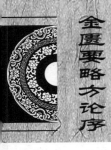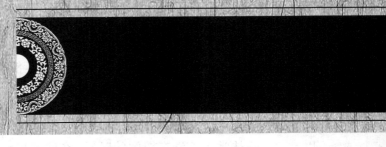

　　张仲景为《伤寒杂病论》，合十六卷，今世但传《伤寒论》十卷，杂病未见其书，或于诸家方中载其一二矣。翰林学士王洙在馆阁日，于蠹简中得仲景《金匮玉函要略方》三卷，上则辨伤寒，中则论杂病，下则载其方，并疗妇人。乃录而传之士流，才数家耳。尝以对方证对者，施之于人，其效若神。然而或有证而无方，或有方而无证，救疾治病，其有未备。国家诏儒臣校正医书，臣奇先校定《伤寒论》，次校定《金匮玉函经》。今又校成此书，仍以逐方次于证候之下，使仓卒之际，便于检用也。又采散在诸家之方，附于逐篇之末，以广其法。以其伤寒文多节略，故断自杂病以下，终于饮食禁忌，凡二十五篇，除重复，合二百六十二方，勒成上中下三卷，依旧名曰《金匮方论》。臣奇尝读《魏志·华佗传》云："出书一卷，曰，此书可以活人。"每观华佗凡所疗病，多尚奇怪，不合圣人之经。臣奇谓活人者必仲景之书也。

　　大哉炎农圣法，属我盛旦，恭惟主上，丕承大统，抚育元元，颁行方书，拯济疾苦，使和气盈溢而万物莫不尽和矣。

太子右赞善大夫臣高保衡
尚书都官员外郎臣孙奇
尚书司封郎中充秘阁校理臣林亿等传上

【语译】

张仲景作《伤寒杂病论》，共十六卷。现在流传只《伤寒论》十卷，《杂病》书看不到了，有的只在各家的方书中还记载其一二。翰林学士王洙在馆阁的时候，在残破虫蛀的竹简中发现了仲景的《金匮玉函要略方》三卷；上卷辨伤寒，中卷论杂病，下卷记其方，并有治疗妇科病的内容，于是就抄录下来传给士人，不过也只有几家知道而已。他们曾照书中方证相合的方子，给人治病，疗效神奇。然而其中有的只有证却无方，有的只有方而无证，以此治疗疾病，就显得不够完备。国家诏令儒臣校正医书。臣孙奇先校订《伤寒论》，再校订《金匮玉函经》，现又校订了本书。校订的体例，仍把各方放在证候之下，使急切应用之时，便于检用。同时还搜集了流散在各家的有关医方，附记在各篇之后，以推广仲景大法。由于伤寒文字较简洁或有省略，所以只选辑杂病以下到饮食禁忌的条文，共二十五篇，删去重复，合计二百六十二方，汇编成上中下三卷，仍依旧名《金匮方论》。臣孙奇曾读《魏志·华佗传》。说："华佗拿出一卷书，说这本书可以救活人。"臣孙奇观察华佗医病，喜用奇方怪法，不合圣人经典所述之意。臣孙奇认为，活人书一定是张仲景的著作。

神农真伟大啊！把圣人的法则传给我们这兴隆而昌盛的时代。恭贺皇上，继承大统，抚育百姓，颁发方书，救治疾苦，融和之气充满大地，万物也都和谐了。

太子右赞善大夫臣高保衡
尚书都官员外郎臣孙奇
尚书司封郎中充秘阁校理臣林亿等传上

　　圣人设医道,以济夭枉,俾天下万世,人尽天年,博世济众,仁不可加矣。其后继圣开学,造极精妙,著于时,名于后者,和缓扁仓之外,亦不多见,信斯道之难明也欤!

　　汉长沙太守张仲景,以颖特之资,径造阃奥[1],于是采摭群书,作《伤寒杂病论方》合十六卷,以淑后学,遵而用之,困苏废起,莫不应效若神。迹其功在天下,犹水火谷粟然,是其书可有而不无者也。惜乎后之传者,止得十卷,而六卷则亡之。宋翰林学士王洙偶得杂病三卷于蠹简中,名曰《金匮方论》,即其书也。丰城之剑[2],不终埋没,何其幸耶!林亿等奉旨校正,并板行于世,今之传者,复失三卷,岂非世无和氏而至宝妄伦于荆石欤!

　　仆幼嗜医书,旁索群隐,乃获于旴之丘氏,遂得与前十卷,表里相资,学之者动免掣肘。呜乎!张茂先尝言,神物终当有合。是书也,安知不有所待,而合显于今也。故不敢秘,特勒诸梓,与四方共之。由是张氏之学不遗,轩岐之道昭著,林林芸芸,寿域同跻,岂曰小补之哉!

　　　　　　后至元庚辰岁七夕日,樵川玉佩邓珍敬序

　　注[1]径造阃(kǔn 捆)奥:阃,俗称门坎;奥,谓内室深处。径造阃奥为登堂入室,探微索隐之意。

　　　　[2]丰城之剑:语出《晋书·张华传》。吴地丰城,埋有宝剑,光彩直射斗牛。喻有宝之地,常有异象出现。

【语译】

　　圣人创设医道,来拯救夭折枉死的人,使天下世世代代,人人享尽天年,普救世间众人,仁德之心无以复加。其后遵承圣人教诲开导，造诣精妙，当时著名、后世扬名，除医和、医缓、扁鹊、仓公之外，却不多见，这确实说明医道不易透彻明白啊！

东汉长沙太守张仲景，凭他超群的天资，为探索医道微隐之意，于是摘取掇拾群书，作《伤寒杂病论方》合计十六卷，让喜好医道的后人学习模仿，遵循应用，使困危之证复苏，重病者治愈，总是应效如神。他的显著功劳业绩对社会的功德犹如水火谷粟一样。这本书医者必需具备而不可不备。可惜后代流传的，只有十卷，另六卷却亡佚了。宋代翰林学士王洙偶然在虫蛀的竹简中发现杂病方三卷，名为《金匮方论》，就是后世流传的《金匮要略》。像丰城的宝剑，绝不会长久湮没，《金匮要略》的发现，这是一件多么幸运的事啊！林亿等人奉旨校正，并付梓发行。现今流传的，又亡佚了三卷，岂不是世上无识宝之和氏，而使最好的宝玉只好委弃埋没在荆石之中了吗？

我从幼年起嗜好医书，广泛探索群经隐旨，才从旴之丘氏处获得遗卷，才得与前十卷内外相合，使学习的人免得顾此失彼。唉！张茂先曾讲过，神奇之物事不管分割多久最终定会聚合。这一本书，难道不正是遇到时机而在今日显露了吗！因此我不敢秘藏，特汇编付印，与天下人共有。从此，张仲景学术不再遗缺，黄帝岐伯的医道更加昭著，使得众多的人共旺壮盛，同登寿域。谁说仅是一种小小的益处呢？

后至元庚辰岁七夕日，樵川玉佩邓珍敬序

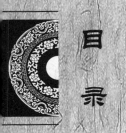

金匮要略方论卷上

金匮要略方论卷中

金匮要略方论卷下

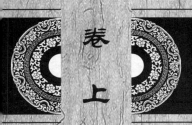

尚书司封郎中充秘阁校理臣林亿等诠次

晋王叔和集

汉张仲景述

脏腑经络先后病脉证第一

论十三首　脉证三条

【提要】　本篇提纲挈领地论述中医基本观点,相当于全书总论。首先,提出五邪中人的法度,"千般疢难,不越三条"为发病途径,并从诊治疾病例举四诊的应用;复从整体观倡导内护正气、外御虚邪的摄生防病法和"见肝之病,知肝传脾,当先实脾"的治未病法则。其次,提出对疾病的表里先后缓急而采取的救治原则,同时对依据病位浅深、病变趋势而推断疾病预后规律也扼要地加以阐述。

问曰:上工治未病[1],何也?师曰:夫治未病者,见肝之病,知肝传脾,当先实脾。四季脾王[2]不受邪,即勿补之。中工[3]不晓相传,见肝之病,不解实脾,惟治肝也。

夫肝之病,补用酸,助用焦苦,益用甘味之药调之。酸入肝,焦苦入心,甘入脾,脾能伤肾,肾气微弱,则水不行，水不行，则心火气盛，则伤肺；肺被伤，则金气不行，金气不行，则肝气盛，则肝自愈。此治肝补脾之要妙也。肝虚则用此法，实则不在用之。

经曰："虚虚实实，补不足，损有余[4]。"是其义也。余脏准此。

> 注[1]上工治未病："上工"是指高明的医生。"未病"是指虽没有明
> 　　　显症状而有将病的某些征兆。
> 　　[2]四季脾王（wàng 望）：王，通旺，意指四季之末，即农历三月、
> 　　　六月、九月、十二月之末十八天为脾土当令之时。
> 　　[3]中工：指技术水平一般的医生，局限于"治已病"。
> 　　[4]虚虚实实，补不足，损有余：前"虚"、"实"指病证；后"虚"、"实"
> 　　　指攻、补治法。句意是：虚证不可妄用攻法，使其更虚；实证
> 　　　不可滥用补法，使其更实。正确的治法应当是：不足的用补
> 　　　法，邪实的用泻法。

【语译】　问："上工治未病"是什么意思？老师回答说：所谓治未病，指医术高明的医生，采取一定的治疗手段，防止"疾病"发生和传变。举肝病为例来说，就是遇见肝病，应该知道肝病会传到脾，因此就应当先用补脾的治疗方法。四季之末十八天属脾土当令，脾气健旺，不受病邪，可以不需要补脾。一般的医生不懂得疾病的传变规律，遇见肝的病证不理解补脾的道理，只是单一的治肝。

对肝虚的病证应该用酸味药补益、焦苦的药辅助、甘味药物调和的方法，因酸味入肝、焦苦入心、甘味入脾。脾强则能制肾，肾受克制则肾水对心火的制约能力减弱，因而心火旺盛，心火盛则能克制肺，肺金被制则减弱了对肝木的制约能力，因而肝虚的病证自然痊愈。这些就是采用补脾达到治愈肝病的奥妙所在。当然，这只是适宜肝虚病证，倘属肝实则不宜使用。

医经上说："虚证不要用泻法，误泻益虚；实证不要投补法，

误补更实。应该用补法治疗虚证,用泻法治疗实证。"说的就是这样一种道理。其余脏腑的病证均可据此方法治疗。

夫人禀五常[1],因风气而生长,风气虽能生万物,亦能害万物,如水能浮舟,亦能覆舟。若五脏元真[2]通畅,人即安和,客气邪风[3],中人多死。千般疢难[4],不越三条:一者,经络受邪,入脏腑,为内所因也;二者,四肢九窍,血脉相传,壅塞不通,为外皮肤所中也;三者,房室、金刃、虫兽所伤。以此详之,病由都尽。

若人能养慎,不令邪风干忤[5]经络,适中经络,未流传脏腑,即医治之;四肢才觉重滞,即导引、吐纳[6]、针灸、膏摩[7],勿令九窍闭塞;更能无犯王法,禽兽灾伤;房室勿令竭乏,服食节其冷热苦酸辛甘,不遗形体有衰,病则无由入其腠理。腠者,是三焦通会元真之处,为血气所注;理者,是皮肤脏腑之文[8]理也。

注[1]五常:即五行。

　[2]元真:指元气、真气。

　[3]客气邪风:泛指外来致病因素。

　[4]千般疢(chèn 趁)难:疢难,指疾病;千般疢难,泛指所有的疾病。

　[5]干忤(wǔ 五):违逆、抵触,此指干犯。

　[6]导引、吐纳:导引指自我按摩,吐纳为一种调整呼吸的方法。导引吐纳均为古代养生却病的方法。

　[7]膏摩:用药膏熨摩体表的一种外治法。

　[8]文:通纹。

【语译】　人禀受木、火、土、金、水之五行,并吸取自然界对人体有益的成分而生长。自然界的气候能够生化长养万物,但也能伤害万物。如同平静的江水能够浮船载物，而汹涌湍急的江水又能翻船的道理一样。假如人体五脏的元气充盛流畅，则健康无恙；反之外邪就可侵犯人体造成疾病，甚至造成死亡。一切疾病的致病原因和途径，简而言之，不外有三条：一是经络先感受邪气，然后深入到脏腑，这是由内所致的病因；二是病邪局限于四肢、九窍、血脉间的相互流传，而使气血壅塞不通，则属于外邪侵犯皮肤后所引起的；三是由于房事不节，金刃虫兽所致的伤害。用这种方法归纳，则发病的原因便可包括无遗了。

如果平时能注意内养正气，外避虚邪，不要让外邪干犯人体经络，便能保持健康无病。若外邪刚侵犯到经络，未内传到脏腑时，即及时医治；当四肢刚感到沉重不适时，便采用导引、吐纳、针灸、膏摩的方法治疗，不要让人体九窍闭塞不通；更能注意不触犯国家法令，免受刑伤之患，还防禽兽及灾害损伤；房事有节，勿使过于疲乏，饮食注意调剂寒热五味等等，使正气内守，形体不衰，病邪就无法侵犯到腠理。腠是人体三焦真元之气的道路，为血气所灌注的地方；理是人体皮肤脏腑的纹理。

问曰：病人有气色见[1]于面部，愿闻其说。师曰：鼻头色青，腹中痛，苦冷者死。 一云腹中冷苦痛者死。 鼻头色微黑者，有水气。色黄者，胸上有寒；色白者，亡血也。设微赤，非时者，死；其目正圆者，痉，不治。又色青为痛，色黑为劳，色赤为风[2]，色黄者便难，色鲜明者，有留饮。

注[1]见：与"现"字读音同，显露的意思。

[2]色赤为风：色赤为热盛，热极能生风，故云色赤为风。

【语译】 问：病人的气色显露在面部，我想知道其中的规律。老师说：以望鼻与面色为例来说，鼻头色青为腹中疼痛，若再兼有全身发冷，则主病情危重。鼻头出现微黑色为水液内停。再看面色，面色黄为胸上有寒饮；面色苍白多为亡血、失血。若在非当令之时出现面色微赤如妆，则为虚阳外越的死证；若两目正圆直视，为严重的痉病，乃不治之证。如果换成一般的说法，面色青为痛证；面色黑属劳证；面色赤为风证；面色发黄为大便难；面部浮肿鲜明光亮，为内有留饮。

师曰：病人语声寂然，喜惊呼者，骨节间病；语声暗暗然不彻者[1]，心膈间病；语声啾啾然细而长者[2]，头中病。一作痛。

注[1]暗（yīn 音）暗然不彻者：比喻语声低微而不清彻。

[2]啾（jiū 纠）啾然细而长者：比喻病人语声细碎而长。

【语译】 老师说：病人安静无声，有时忽然惊叫者，多属关节疼痛一类病证；假使病人语声低微不清，则多为痰湿阻遏于心膈之间；假使病人语声细碎而长，多为头痛。

师曰：息[1]摇肩[2]者，心中坚；息引胸中上气者，咳；息张口短气者，肺痿[3]唾沫。

师曰：吸而微数，其病在中焦，实也，当下之即愈，虚者不治。在上焦者，其吸促；在下焦者，其吸远，此皆难治。呼吸动摇振振者[4]，不治。

注[1]息：一呼一吸称作一息，息即呼吸的意思。

[2]摇肩：即抬肩。

[3]肺痿：病证名，详见《肺痿肺痈咳嗽上气病脉证并治》。

[4]呼吸动摇振振者：意指病人呼吸急促时出现身体动摇不安之症状。

【语译】 老师说：病人呼吸时两肩耸动，这是胸中痰浊壅阻，肺气不宣；病人呼吸时引动肺气上逆则为咳嗽；病人张口呼吸，上气不接下气，这是肺痿病，常伴咳嗽唾涎沫。

老师说：病人吸气短促，这是病在中焦，若为浊邪内壅的实证，应当用攻下法使邪去气顺就能病愈；假使属元气不能内守的虚证，则难以救治。病在上焦心肺则吸气短促；病在下焦肝肾，肾不纳气，则吸气深长。这两种呼吸困难皆为脏气亏虚，故均属难治。若呼吸困难伴全身振动的，为元气大亏，属于不治之证。

师曰：寸口脉动者，因其王时[1]而动，假令肝王色青，四时各随其色。肝色青而反色白，非其时色脉，皆当病。

注[1]王时：即旺时。指一年四季中五脏所主的当令之时。例如：春为肝之令，夏为心之令，秋为肺之令，冬为肾之令，四季之末各十八日为脾土当令之时。

【语译】 老师说：寸口脉搏跳动的形象根据时令各具特征。例如，春季为肝当令之时，色当微青，脉当微弦。四季中的脉与色随季节变迁会有相应的变化。假如，在肝所主的春季不表现为微青的面色，反而见到肺所主秋季的白色，以及脉不见弦而反见毛，这些都不是肝之旺时的脉与色，都是疾病的象征。

问曰：有未至而至[1]，有至而不至，有至而不去，有至而太过，何谓也？师曰：冬至之后，甲子夜半少阳起，少阳之时[2]阳始生，天得温和。以未得甲子，天因温和，此为未至而至也；以得甲子，而天未温和，为至而不至也；以得甲子，而天大寒不解，此为至而不去也；以得甲子，而天温如盛夏五六月时，此为至而太过也。

注[1]未至而至：至，到了的意思。在这里，前"至"指时令，后"至"指气候。下同。

[2]少阳之时：古时以甲子纪年、月、日，此用纪日。"冬至之后，甲子夜半少阳起"，指冬至后六十始，为少阳当令之时，故

"少阳之时"指冬至后第二个甲子六十天,即雨水至谷雨节气间。

【语译】 问:时令与气候有的未至而至,有的至而不至,有的至而不去,有的至而太过,应该怎样来解释呢?老师回答说:冬至节气后的六十天夜半,为少阳当令之时,天气温暖和煦,属于少阳所主之时。假使冬至后不到六十天,天气就变温暖的,属于未至而至,即时令未至而气候过早先至;若冬至后已过了六十天,而仍未转温暖的,属于至而不至,即时令已至而相应的气候不至;若冬至之后,已过了六十天,气候仍然是大寒不解的,为至而不去,即时令已至但原来时令的寒气不散;倘若冬至后刚到六十天,气候炎热如同盛夏五六月一样,则为至而太过,即温热气候来得过分剧烈。

师曰:病人脉浮者在前[1],其病在表;浮者在后,其病在里,腰痛背强不能行,必短气而极[2]也。

注[1]前:指关前,即寸脉;下文"后",指关后尺脉。

[2]短气而极:指病人短气而疲倦乏力。

【语译】 老师说:病人的浮脉见于关前寸部,主外感表证;若浮脉见于关后尺脉,多属肾虚气浮的里证,应见到腰背强痛,转侧行走不利,上气不接下气,疲倦乏力等症状。

问曰:经云"厥阳独行",何谓也?师曰:此为有阳无阴,故称厥阳。

【语译】 问:医经上说的"厥阳独行"是什么意思呢?老师回答说:凡属于阳气极度偏盛,阴液极度亏虚不能与之相互协调,则阳气亢而逆乱。这种病理状态称为厥阳独行。

问曰:寸脉沉大而滑,沉则为实,滑则为气,实气相搏,血气入脏即死,入腑即愈,此为卒厥[1]。何谓也?师曰唇口青,身冷,为入脏即死;知身和,汗自出,为入腑，即愈。

注[1]卒(cù 促)厥：卒，与猝字通。卒厥指突然发生昏厥的病证。

【语译】 问：寸脉沉大而滑，沉大主血实，滑主气实，血与气相搏结并走于上，则发为卒厥。卒厥发生后，其血气相并入脏的，预后不良；若入腑的，就易治愈。这应该怎样来区别呢？老师回答说：卒厥发生后，表现为唇口青紫，身体发冷，属于入脏，预后不良；病人身体温和，微汗自出，则属入腑，故易治愈。

问曰：脉脱[1]入脏即死，入腑即愈，何谓也？师曰：非为一病，百病皆然。譬如浸淫疮，从口起流向四肢者，可治；从四肢流来入口者，不可治。病在外者可治，入里者即死。

注[1]脉脱：指一时性脉象乍伏不见之病证，多由邪气阻遏，脉中气血一时不通所致。

【语译】 问：病见脉脱入脏就死，入腑即愈，这是什么道理呢？老师回答说：不仅仅是脉脱病证的预后是这样，所有病证的预后规律都是如此。譬如以皮肤病浸淫疮来说，其疮始于口，然后逐渐流向四肢，病势由内向外，故为可治；反之，疮始于四肢，然后逐渐向口蔓延的，其趋势由外向内，为不可治之证。任何病证都是病在外在表易治，病入里而深者难治，甚者可致死亡。

问曰：阳病十八[1]，何谓也？师曰：头痛，项、腰、脊、臂、脚掣痛。

阴病十八[2]，何谓也？师曰：咳、上气、喘、哕、咽[3]、肠鸣、胀满、心痛、拘急。五脏病各有十八[4]，合为九十病。人又有六微[5]，微有十八病，合为一百八病。五劳、七伤、六极、妇人三十六病[6]不在其中。

清邪居上，浊邪居下，大邪[7]中表，小邪中里，䅽饪[8]

之邪，从口入者，宿食也。五邪中人[9]，各有法度，风中于前[10]，寒中于暮，湿伤于下，雾伤于上。风令脉浮，寒令脉急，雾伤皮腠，湿流关节，食伤脾胃，极寒伤经，极热伤络。

注[1]阳病十八：泛指属于外表经络的病证。

[2]阴病十八：属内部脏腑的病证。

[3]咽：作"噎"解，指噎膈一类的病证。

[4]五脏病各有十八：指五脏分别感受六淫之邪所致的病证，其病又有在气分、血分、气血兼病三者之分，故每一脏都有十八病，五脏相合共有九十病。

[5]六微：即六腑。

[6]五劳、七伤、六极、妇人三十六病：五劳，《素问·宣明五气》："久视伤血，久卧伤气，久坐伤肉，久立伤骨，久行伤筋，是谓五劳所伤。"七伤，《血痹虚劳病脉证并治》有食伤、忧伤、饮伤、房室伤、饥伤、劳伤、经络营卫气伤之七伤。六极，指气极、血极、筋极、骨极、肌极、精极。极，指极度劳损而言。五劳、七伤、六极，泛指各种劳伤病证。妇人三十六病，《备急千金要方》指十二癥、九痛、七害、五伤、三痼。此泛指妇人的多种疾病。

[7]大邪：指风邪，下文"小邪"指寒邪。

[8]䅽饪（xīn rèn 欣认）：指饮食。䅽，也有注为 gǔ，音谷，与谷字通。

[9]五邪中（zhòng 众）人：指风、寒、湿、雾露、饮食五种病邪侵入人体。

[10]前：指午前。

【语译】 问：阳病十八包括哪些病证呢？老师回答说：头痛，项、腰、脊、臂、脚抽掣作痛，这六种痛证表现在体表且各有营病、卫病、营卫合病三者之分，故合之称为阳病十八。

又问：阴病十八包括哪些病证呢？老师回答说：咳嗽、上气、喘、哕、噎膈、肠鸣、胸腹胀满、心胸作痛、拘急不利，这九种病证病在体内脏腑且各有虚实之分，故称为阴病十八。五脏中

9

的任何一脏分别感受六淫之邪均有六病，每一病又有在气分、血分、气血相兼之分，因而每一脏都有十八病，五脏相合共有九十病。六腑中每一腑的病证数与脏一样也为十八病，六腑病合而计之共为一百八病。五劳、七伤、六极、妇人三十六病均不包括在上述病证之中。

各种病邪侵犯人体具有不同的特点。雾露之邪，自上而下，多侵袭人体上部；水湿之邪，重浊下趋，多停留在人体下部。风邪侵犯人体的肌表，寒邪则往往易直中脏腑。饮食之邪，从口而入，多可引起食积不化的病证。上述五种病邪侵犯人体各有一定的规律。风邪多在午前侵袭人体，寒邪多在午后伤及人体，湿邪多伤于人体下部，雾露之邪伤于人体上部。风性升发开泄，侵袭人体多表现为浮脉；寒性收引，侵袭人体后表现为紧脉。雾露之邪伤于人体皮肤腠理，湿邪则往往流注于关节，饮食之邪则易损伤脾胃。经脉在里属阴，络脉居表属阳，根据以类相从的道理，寒极则伤经脉，热极则伤络脉。

问曰：病有急当救里、救表者，何谓也？师曰：病，医下之，续得下利清谷[1]不止，身体疼痛者，急当救里，后身体疼痛，清便自调者，急当救表也。

注[1]下利清谷：下利，指腹泻；清谷，指在胃肠中没有完全消化的食物，又称完谷不化。

【语译】 问：治病有时急当救里，有时则急当救表，应该怎样来区分呢？老师回答说：譬如病为风寒表证，医生误用下法，病人下利清谷不止，此时尽管病人还有身体疼痛的表证，也不可妄用解表，而应先急救其里；待大便恢复正常，若有身体疼痛表证，才可散寒解表。

夫病痼疾[1]，加以卒病，当先治其卒病，后乃治其痼疾也。

注[1]痼疾：难治的慢性久病。

【语译】 病人本患有慢性顽固难治宿疾，又突然患新感疾患，对这种痼疾加卒病的复杂病证，应该先治新感之疾，后再治其原有的慢性久病。

师曰：五脏病，各有得[1]者愈；五脏病各有所恶[2]，各随其所不喜者为病。病者素不应食，而反暴思之，必发热也。

注[1]得：原意指获得，这里指相得。即指与病情相适宜的饮食、气味、居处等因素。

　　[2]所恶：指为疾病厌恶或不合适的饮食、气味、居处等因素，下文"所不喜"与此同义。

【语译】 老师说：适合五脏病情的饮食、居处等，能促使疾病痊愈。同样，五脏病也各有所厌恶的饮食、气味、居处等，往往会因为这些不合适的因素的影响使病情加重。病人突然想吃平素不爱吃的食物，说明脏气受邪气影响而发生变化，食后势必会有发热。

夫诸病在脏欲攻之，当随其所得[1]而攻之。如渴者，与猪苓汤，余皆仿此。

注[1]所得：依附、依凭的意思。

【语译】 凡治疗各种在里属实的病证，应当针对其所依附的实邪攻治。譬如口渴属阴亏内热与水邪互结的，就应该采用猪苓汤分利水邪。其余的病证都可依照这种方法治疗。

痉[痉]湿暍病脉证治第二暍音谒

论一首　脉证十二条　方十一首

【提要】 本篇论述痉、湿、暍的病因病机、证候、治疗方法及其归转，均冠以"太阳病"者，乃属太阳病类证。痉有刚、柔

11

之分，刚痉用葛根汤，柔痉用栝蒌桂枝汤，里实痉则用大承气汤。湿病有表里之别，表虚用防己黄芪汤，表实宜麻黄加术汤，风湿在表伴阳虚者当用桂枝附子汤，里湿则有白术附子汤、甘草附子汤之分，风湿当微微发汗，湿痹但当利其小便。暍即中暑，热盛者白虎加人参汤，湿重则一物瓜蒂汤治之。

太阳病，发热无汗，反恶寒者，名曰刚痉［痓］。一作痓，余同。

太阳病，发热汗出而不恶寒，名曰柔痉［痓］。

【语译】　太阳病的阶段，病人发热、无汗，反而怕冷，并伴颈项转侧不利等筋脉拘急症状的，称为刚痉。

假如同样处在太阳病阶段，发热汗出，筋脉拘急，但不恶寒的，则属于柔痉。

太阳病，发热，脉沉而细者，名曰痉［痓］，为难治。

【语译】　若痉病在太阳表证阶段出现发热，但脉象沉而细的，这种痉较难治疗。

太阳病，发汗太多，因致痉［痓］。

夫风病[1]下之则痉［痓］，复发汗，必拘急。

疮家[2]虽身疼痛，不可发汗，汗出则痉［痓］。

注[1]风病：指中风。有指风温，因风温阴液不足，误下则更伤阴液，
　　　故易致痉。
　　[2]疮家：久患疮疡或金刃创伤不愈的病人。

【语译】　太阳表证因发汗太多，损伤津液，可导致痉病。

风病本阴液不足，误攻下更伤其津液可致痉病，若再误以发汗，势必会使筋脉拘急不利。

久患疮疡的病人，津血已亏，即使目前有身体疼痛的外感表证，也不可妄用发汗，误汗则可导致发痉。

病者身热足寒,颈项强急,恶寒,时头热,面赤目赤,独头动摇,卒口噤[1],背反张[2]者,痉[痉]病也。若发其汗者,寒湿相得,其表益虚,即恶寒甚。发其汗已,其脉如蛇[3]。 一云其脉浛。

注[1]口噤:牙关紧闭。

[2]背反张:背部筋脉拘急,出现角弓反张的症状。

[3]其脉如蛇:指痉病误汗后出现沉伏不利的一种脉象。

【语译】 病人出现身热,足部怕冷,恶寒,颈项强直不利,时时头部发热,面红目赤,唯头部经常动摇不定,突然牙关紧闭,腰背强直反张。这是属于痉病。若误用发汗,往往会使汗液之湿与外来寒邪相并,使卫气更加虚弱,加重恶寒的症状。误用发汗后病人会出现沉伏不利,如同蛇行的脉象。

暴腹胀大者,为欲解,脉如故,反伏弦者,痉[痉]。

夫痉[痉]脉,按之紧如弦,直上下[1]行。 一作筑筑而弦。

《脉经》云:痉家其脉伏坚,直上下。

注[1]上下:指关脉之上下,关前寸为上,关后尺为下。

【语译】 患痉病的人突然出现腹部胀大,说明痉病将要痉解,倘若虽有腹胀大,但脉象依然不变,反出现伏弦之象,说明痉病仍无好转。

痉病的脉象按之紧如弦,自寸部至尺部均坚而有力。

痉[痉]病有灸疮[1],难治。

注[1]灸疮:因灸所生的疮。

【语译】 痉病且伴患灸疮的,这种病证较难治疗。

太阳病,其证备,身体强,几几然[1],脉反沉迟,此为痉[痉],栝蒌桂枝汤主之。

栝蒌桂枝汤方

栝蒌根_{二两}　桂枝_{三两}　芍药_{三两}　甘草_{二两}　生姜_{三两}　大枣_{十二枚}

上六味，以水九升，煮取三升，分温三服，取微汗。汗不出，食顷[2]，啜热粥发之。

注[1]几（shū 殊）几然：为项背强直，俯仰转侧不灵活的样子。

[2]食顷：此指刚喝完桂枝汤不久。

【语译】　病人具备太阳病的症状，同时又出现身体强直，俯仰不利，脉不浮反见沉迟，这是属于痉病。对于这种痉病应该用栝蒌桂枝汤治疗。

太阳病，无汗而小便反少，气上冲胸，口噤不得语，欲作刚痉[痓]，葛根汤主之。

葛根汤方

葛根_{四两}　麻黄_{三两，去节}　桂_{二两，去皮}　芍药_{二两}　甘草_{二两，炙}　生姜_{三两}　大枣_{十二枚}

上七味，㕮咀[1]，以水七升，先煮麻黄、葛根，减二升，去沫，内[2]诸药，煮取三升，去滓，温服一升，复取微似汗，不须啜粥，余如桂枝汤法将息及禁忌。

注[1]㕮咀（fǔjǔ 府举）：古时将较粗糙药物置口中咀嚼使碎，便于煎服的一种原始药物炮制方法。

[2]内（nà 那）：通纳，放入的意思。

【语译】　有太阳病的一般症状，但又出现无汗，小便量少，气逆上冲于胸，牙关紧闭不能言语。这是刚痉发作的先兆，应该用葛根汤治疗。

痉[痓]为病，_{一本痓字上有刚字。}胸满口噤，卧不着席，脚挛急，必齘齿[1]，可与大承气汤。

大承气汤方

大黄四两,酒洗　厚朴半斤,炙,去皮　枳实五枚,炙　芒硝三合

上四味,以水一斗,先煮二物;取五升,去滓,内大黄,煮取二升;去滓,内芒硝,更上火微一二沸,分温再服,得下止服。

注[1]齘(xiè 械)齿:指上下牙齿相摩切。

【语译】　痓病发作时出现胸满,牙关紧闭,上下牙齿相互咬摩,脚筋拘急,头足向后伸仰,卧时腰背不能着席的,为里实痓病。可以用大承气汤攻下治之。

太阳病,关节疼痛而烦,脉沉而细一作缓。者,此名湿痹[1]。《玉函》云中湿。湿痹之候,小便不利,大便反快,但[2]当利其小便。

注[1]湿痹(bì 币):痹,闭也。湿痹指湿邪流注关节,闭阻筋脉气血,出现关节疼痛的病证。

　　[2]但:只、仅的意思。

【语译】　有太阳病的症状,但出现关节烦疼,脉不浮而反沉细的,这是湿邪流注关节的湿痹病。湿痹病证中有小便不利,大便反而溏泄的症状,在治疗时只要利其小便就可以了。

湿家[1]之为病,一身尽疼,一云疼烦。发热,身色如熏黄[2]也。

注[1]湿家:指患湿病较久的病人。

　　[2]熏黄:黄中带黑,黄如烟熏,晦滞而不明润。

【语译】　素有湿病,因其湿郁化热,可出现全身疼痛、发热,皮肤发黄如烟熏一样的症状。

湿家,其人但头汗出,背强欲得被覆向火。若下之早则哕,或胸满,小便不利,一云利。舌上如胎[1]者,以丹

田[2]有热，胸上有寒，渴欲得饮而不能饮，则口燥烦也。

注[1]胎：指舌苔。

[2]丹田：穴位名，脐下3寸，此处泛指下焦部位，与下文"胸上"相对。

【语译】 素有湿病的人，若汗出局限于头部，腰背强直不利，喜欢厚衣裹被，近火取暖的，为寒湿阻遏肌表。对于这种病证若过早地用攻下，则会出现胸中满闷，小便不利，舌上有白滑苔的症状，形成下焦有热、胸上有寒的变证。这种变证还会有口燥想喝水，但又不想喝下去的症状。

湿家下之，额上汗出，微喘，小便利—云不利。者，死；若下利不止者亦死。

【语译】 对素有湿病的患者误用攻下，若患者出现头额部汗出如珠，微微气喘，小便不利的，预后不良；若下利不止的，亦同样难治。

风湿相搏，一身尽疼痛，法当汗出而解，值天阴雨不止，医云此可发汗。汗之病不愈者，何也？盖发其汗，汗大出者，但风气去，湿气在，是故不愈也。若治风湿者，发其汗，但微微似欲出汗者，风湿俱去也。

【语译】 风湿相合侵袭人体，阻遏气血，则病人全身疼痛，理应采用发汗的方法解除表湿，但正值阴雨绵绵的天气。有医生问：这种病可以用汗法，为什么发汗之后，风湿病仍不好呢？究其原因，这大概是发汗太过的缘故。因为发汗太过往往只是驱散了部分风邪，而湿邪仍滞留于体内，所以风湿病不愈。治疗风湿病的正确治法仍是发汗，但只是微微发汗，使营卫周流全身，风邪与湿邪就能一起随汗排出。

湿家病身疼发热，面黄而喘，头痛鼻塞而烦，其脉

16

大，自能饮食，腹中和无病，病在头中寒湿，故鼻塞，内药鼻中则愈。《脉经》云：病人喘，而无"湿家病"以下至"而喘"十一字。

【语译】 素有湿病的患者出现身疼，发热，面色发黄，气喘，头痛，鼻塞，心烦，脉大，但饮食如常的，这不是腹中的病，而是寒湿阻于头中鼻窍，所以出现鼻塞。对这种病只要用宣泄的药塞在鼻中就可治愈。

湿家身烦疼，可与麻黄加术汤发其汗为宜，慎不可以火攻[1]之。

麻黄加术汤方

麻黄三两,去节　桂枝二两,去皮　甘草二两,炙　杏仁七十个,去皮尖　白术四两

上五味，以水九升，先煮麻黄，减二升，去上沫，内诸药，煮取二升半，去滓，温服八合，复取微似汗。

注[1]火攻：指烧针、艾灸、熨、熏一类的外治法。

【语译】 素有湿病的患者出现身体烦疼的，可用麻黄加术汤发汗治之较为合适，千万不可用烧针一类的火攻法盲目攻伐。

病者一身尽疼，发热，日晡所[1]剧者，名风湿。此病伤于汗出当风，或久伤取冷所致也。可与麻黄杏仁薏苡甘草汤。

麻黄杏仁薏苡甘草汤

麻黄去节,半两,汤泡　甘草一两,炙　薏苡仁半两　杏仁十个,去皮尖,炒

上锉麻豆大，每服四钱匕，水盏半，煮八分，去滓，温服。有微汗，避风。

注[1]日晡（bū 逋）所：日晡，申时；日晡所，指下午三时至五时。俗称傍晚。

【语译】 病人全身疼痛、发热，下午三至五时加剧，这是风湿病。这种病证是由于汗出之时受风，或者长期贪凉所引起，可以用麻黄杏仁薏苡甘草汤治疗。

风湿，脉浮，身重，汗出，恶风者，防己黄芪汤主之。

防己黄芪汤方

防己一两 甘草半两，炒 白术七钱半 黄芪一两一分，去芦

上剉麻豆大，每抄五钱匕，生姜四片，大枣一枚，水盏半，煎八分，去滓，温服，良久再服。喘者，加麻黄半两，胃中不和者，加芍药三分；气上冲者，加桂枝三分；下有陈寒[1]者，加细辛三分。服后当如虫行皮中[2]，从腰下如冰，后坐被上，又以一被绕腰以下，温令微汗，差[3]。

注[1]下有陈寒：指下焦有寒已久。

[2]虫行皮中：指服药后病人皮肤出现痒而如有虫爬一样的感觉。

[3]差：通瘥，病愈的意思。

【语译】 风湿病出现脉浮，身体重滞，汗出，恶风的，应该用防己黄芪汤治疗。

伤寒八九日，风湿相搏，身体疼烦，不能自转侧，不呕不渴，脉浮虚而涩者，桂枝附子汤主之。若大便坚，小便自利者，去桂加白术汤主之。

桂枝附子汤方

桂枝四两，去皮 生姜三两，切 附子三枚，炮，去皮，破八片 甘草二两，炙 大枣十二枚，擘

上五味，以水六升，煮取二升，去滓，分温三服。

18

白术附子汤方

白术二两　　附子一枚半,炮,去皮　　甘草一两,炙　　生姜一两半,切　　大枣六枚

上五味,以水三升,煮取水一升,去滓,分温三服。一服觉身痹[1],半日许再服,三服都尽,其人如冒状[2],勿怪,即是术附并走皮中逐水气,未得除故耳。

注[1]身痹:指身体四肢麻木不仁。

[2]冒状:此指服药后出现胸闷烦闷,头晕眼花的一种反应。

【语译】　患伤寒病已有八九天,风湿相合阻遏气血则身体疼烦,转侧不利,但既没有呕吐,也不口渴。若脉象浮虚而涩滞不利的,用桂枝附子汤治疗;假使大便坚硬,小便通利,当用上方去桂枝加白术汤治之。

风湿相搏,骨节疼烦,掣痛不得屈伸,近之[1]则痛剧,汗出短气,小便不利,恶风不欲去衣[2],或身微肿者,甘草附子汤主之。

甘草附子汤方

甘草二两,炙　　附子二枚,炮,去皮　　白术二两　　桂枝四两,去皮

上四味,以水六升,煮取三升,去滓,温服一升,日三服。初服得微汗则解,能食,汗出复烦者,服五合,恐一升多者,服六七合为妙。

注[1]近之:近,作动词,意为触、按。

[2]去衣:即脱衣服或减少衣服的意思。

【语译】　风湿相合阻遏经络关节,出现骨节疼痛如同抽掣一样,屈伸不利,用手轻轻触按之就会疼痛加剧。患者出汗、气短,小便不利,怕风,不愿脱减衣服,有的还可出现肢体轻微的浮肿。对这种病证应该用甘草附子汤治疗。

太阳中暍[1]，发热恶寒，身重而疼痛，其脉弦细芤迟。小便已，洒洒然毛耸，手足逆冷；小有劳，身即热，口开[2]前板齿躁。若发其汗，则其恶寒甚；加温针，则发热甚；数下之，则淋甚。

注[1]中暍：即中暑。

　[2]口开：此指暑热内扰，气逆张口作喘之状。

【语译】　太阳中暑可见发热恶寒，身体沉重而疼痛，脉象弦细芤迟，小便后有一阵一阵微微怕冷，感到毫毛耸起的症状，且手足发冷，稍微劳动就会发热，张口气喘，门牙干燥。对这种病证若误用发汗，则可加重恶寒；若又加温针，则会使发热加重；若反复攻下，则可出现严重的小便涩痛淋沥。

太阳中热者，暍是也。汗出恶寒，身热而渴，白虎加人参汤主之。

白虎人参汤方

知母六两　石膏一斤,碎　甘草二两　粳米六合　人参三两

上五味，以水一斗，煮米熟汤成，去滓，温服一升，日三服。

【语译】　太阳中热就是暍病。这种病证表现为汗出，恶寒，发热而口渴的，应该用白虎加人参汤治疗。

太阳中暍，身热疼重而脉微弱，此以夏月伤冷水，水行皮中所致也，一物瓜蒂汤主之。

一物瓜蒂汤方

瓜蒂二十个

上剉，以水一升，煮取五合，去滓，顿服。

【语译】　太阳中暑表现为发热，身体疼痛沉重，脉微弱。

这是夏季贪凉饮冷或汗出入冷水中浴，使水湿流注于人体肌肤中所致。应该用一物瓜蒂汤治疗。

百合狐惑阴阳毒病证治第三

论一首　证三条　方十二首

【提要】　本篇论述百合、狐惑、阴阳毒病的证因脉治。百合病以精神恍惚不定，口苦、小便赤，脉微数为特征。其病机为"百脉一宗，悉致其病"，其代表方为百合地黄汤。狐惑病以咽喉、前后二阴溃疡为特征。侵蚀咽喉为惑，则用甘草泻心汤治之；侵蚀前后二阴为狐，病在前阴用苦参汤外洗，病在肛门用雄黄熏之。阴阳毒以面部发斑、咽喉痛为特征，方用升麻鳖甲汤加减治之。

论曰：百合病者，百脉一宗[1]，悉治[致]其病也。意欲食复不能食，常默默，欲卧不能卧，欲行不能行，饮食或有美时，或有不用闻食臭[2]时，如寒无寒，如热无热，口苦，小便赤，诸药不能治，得药则剧吐利，如有神灵者，身形如和，其脉微数。每溺[3]时头痛者，六十日乃愈；若溺[3]时头不痛，淅然者[4]，四十日愈；若溺快然[5]，但头眩者，二十日愈。其证或未病而预见，或病四五日而出，或病二十日，或一月微见者，各随证治之。

注[1]百脉一宗：百脉，泛指全身的血脉；宗即本，谓人体百脉，同出一源，总归心肺所主。

[2]臭(xiù 绣)：气味。

[3]溺(niào 尿)：同尿，即小便。

[4]淅(xī 息)然者：怕风，寒栗之状。

[5]快然：意为排尿通利，无任何不适。

【语译】 人体血脉分之有百，合之则为一宗，百合病是全身百脉都发生病理变化的一种病证。病人想进食，但又吃不下去，经常情志沉默，不欲言语，想睡又睡不着，想走又不能走，想饮食，有时食有馨味，有时却厌恶闻到食物的气味；似乎像寒但又无明显的寒征，似乎像热但又无明显的热象；口苦，小便色赤。此病用一般的汗、吐、下药都不能治愈，服药不当，往往会出现剧烈的吐泻。这些变幻不定的症状，如同神灵作怪一样。人体形态看上去如同常人一样，唯其脉象微数。这种病证若每次小便时头痛的，一般为六十天左右痊愈；若小便时头不痛，但有畏寒或寒栗感的，多为四十天左右痊愈；若小便爽快，只是出现头眩的，为二十天左右痊愈。百合病的发病方式各不相同，有的在未患伤寒热病时就出现，多属情志不遂，郁热伤津所致。有的在患伤寒热病四五天后表现出来，也有的在患伤寒热病二十日或一个月后才逐渐显露，应该根据病证的深浅轻重分别施治。

百合病发汗后者，百合知母汤主之。

百合知母汤方

百合七枚,擘　知母三两,切

上先以水洗百合，渍[1]一宿，当白沫出，去其水，更以泉水二升，煎取一升，去滓；别以泉水二升煎知母，取一升，去滓；后合和煎，取一升五合，分温再服。

注[1]渍（zì 字）：指将药物浸入水中之炮制方法。

【语译】 百合病误用发汗重伤津液的，应该用百合知母汤治疗。

百合病下之后者，滑石代赭汤主之。

滑石代赭汤方

百合七枚,擘　滑石三两,碎,绵裹　代赭石如弹丸大,一枚,碎,绵裹上先以水洗百合，渍一宿，当白沫出，去其水，更以泉水二升，煎取一升，去滓；别以泉水二升煎滑石、代赭，取一升，去滓；后合和重煎，取一升五合，分温服。

【语译】 百合病误用攻下法后，应该用滑石代赭汤救治。

百合病吐之后者，百合鸡子汤主之。

百合鸡子汤方

百合七枚，擘　鸡子黄一枚

上先以水洗百合，渍一宿，当白沫出，去其水，更以泉水二升，煎取一升，去滓，内鸡子黄[1]，搅匀，煎五合，温服。

注[1]内鸡子黄：意指加入新鲜鸡蛋的卵黄。

【语译】 百合病误用吐法之后，应该用百合鸡子汤治疗。

百合病不经吐、下、发汗，病形如初者，百合地黄汤主之。

百合地黄汤方

百合七枚，擘　生地黄汁一升

上以水洗百合，渍一宿，当白沫出，去其水，更以泉水二升，煎取一升，去滓，内地黄汁，煎取一升五合，分温再服。中病[1]，勿更服，大便当如漆[2]。

注[1]中病：谓治法切合病情，服药后病情明显好转。

　[2]大便当如漆：指大便色黑，如同黑漆一样。

【语译】 百合病没有误用涌吐、攻下、发汗，其病状如同发病初一样的，应该用百合地黄汤治疗。

百合病一月不解，变成渴者，百合洗方主之。

百合洗方

上以百合一升，以水一斗，渍之一宿，以洗身。洗已，食煮余[饼]，勿以盐豉[1]也。

注[1] 盐豉：即咸的豆豉。

【语译】 患百合病已有一个月而没有痊愈，且表现以口渴为主的，应该用百合洗方治疗。

百合病渴不差者，栝蒌牡蛎散主之。

栝蒌牡蛎散方

栝蒌根　牡蛎熬等分

上为细末，饮服方寸匕[1]，日三服。

注[1] 方寸匕：古代量取药末之器具，为体积正方一寸之容量，相当于十粒梧桐子量。

【语译】 百合病出现口渴，经百合洗方洗身后没有好转的，应该用栝蒌牡蛎散治疗。

百合病变发热者，一作发寒热。百合滑石散主之。

百合滑石散方

百合一两,炙　滑石三两

上为散，饮服方寸匕，日三服，当微利[1]者，止服，热则除。

注[1] 微利：指小便通利，尿量适度。

【语译】 百合病出现有明显发热的，应该用百合滑石散治疗。

百合病见于阴者，以阳法救之；见于阳者，以阴法救之。见阳攻阴，复发其汗，此为逆[1]；见阴攻阳，乃复下之，此亦为逆。

注[1] 逆：乱也，反也。此意指治法与病情不符。下"此亦为逆"，意同。

【语译】 百合病表现为阴寒证的，应该用温阳散寒的方法救治；反之，表现为阳热证的，又当以滋阴清热的方法治之。假使见到阳热之象，反而去耗伤人体的阴液，并且又加以发汗，这是违背病情的，属于误治；倘若见到阴寒之象，就去攻伐人体的阳气，投以攻下之剂，也属于误治。

狐惑之为病，状如伤寒，默默欲眠，目不得闭，卧起不安，蚀[1]于喉为惑，蚀于阴[2]为狐，不欲饮食，恶闻食臭，其面目乍赤、乍黑、乍白[3]。蚀于上部[4]则声喝[5]，一作嗄。甘草泻心汤主之。

甘草泻心汤方

甘草四两　黄芩　人参　干姜各三两　黄连一两　大枣十二枚　半夏半升

上七味，水一斗，煮取六升，去滓，再煎，温服一升，日三服。

注[1]蚀（shí 食）：腐蚀的意思。

[2]阴：以咽喉在上属阳。此"阴"指肛门、生殖器前后二阴。

[3]乍（zhà 榨）赤、乍黑、乍白：乍，忽然之意。指病人的面部和眼睛的颜色一会儿变红，一会儿变白，变幻不定。

[4]上部：指咽喉。

[5]声喝：说话声音嘶哑。

【语译】 狐惑病的症状如同伤寒病一样，神情默默，想睡又睡不着，坐立不安。这种病的虫毒侵蚀于咽喉就成惑病，侵蚀于前后二阴则成狐病。病人不想吃东西，闻到食物的气味就感到厌恶，面部眼睛的色泽一会儿变红，一会儿变黑，一会儿变白。虫毒侵蚀于咽喉部位就会出现声音嘶哑的症状。对狐惑病应该用甘草泻心汤治疗。

蚀于下部[1]则咽干，苦参汤洗之。

苦参汤方

苦参一升

以水一斗，煎取七升，去滓，熏洗，日三服。

注[1]下部：指前阴。

【语译】 狐惑病虫毒侵蚀于人体下部前阴，在人体上部表现为咽干的，可用苦参汤外洗前阴。

蚀于肛者，雄黄熏之。

雄黄

上一味为末，筒瓦二枚合之，烧，向肛熏之。《脉经》云：病人或从呼吸上蚀其咽，或从下焦蚀其肛，蚀上为惑，蚀下为狐。狐惑病者，猪苓散[1]主之。

注[1]猪苓散：《证类本草》猪苓条下，载《图经》引张仲景条文，曰："黄疸病及狐惑病并猪苓散主之。猪苓、茯苓、白术等分，杵末，每服方寸匕，与水调下。"

【语译】 狐惑病虫毒蚀于肛门的，可以用雄黄散外熏。

病者脉数，无热，微烦，默默但欲卧，汗出，初得之三四日，目赤如鸠眼[1]；七八日目四眦[2]一本此有黄字。黑。若能食者，脓已成也，赤豆当归散主之。

赤豆当归散方

赤小豆三升，浸令芽出，曝干　当归三两

上二味，杵[3]为散，浆水[4]服方寸匕，日三服。

注[1]鸠（jiū 究）眼：即斑鸠眼。鸠，鸟名，即斑鸠，其目色赤。

[2]目四眦（zì 渍）：眦，眼角；目四眦，即二眼的内角、外角。

[3]杵（chǔ 楮）：捣物的棒槌。此言药物炮制方法，即用棒槌将药物捣碎。

[4]浆水:《本草纲目》"浆水"条下引嘉谟言"浆",酢也,炊粟米熟,
投冷水中,浸五六日,味酢,生白花,色类浆,故名"。又言"气
味甘、酸、微温,无毒。能调中引气,宣和强力,通关开胃,止
渴,霍乱泄利,消宿食"。

【语译】 病人的脉象偏数,但没有明显的发热,心中微微
烦躁而又神情沉默欲睡,汗出。发病初三四天,病人的眼睛发
红如同斑鸠的眼睛一样,至七八天两眼的内外眦变黑。此时病
人若仍能饮食的,说明热毒蕴结血分已成痈脓,应该用赤小豆
当归散清热排痈脓治疗。

阳毒之为病,面赤斑斑如锦文[1],咽喉痛,吐脓血,
五日可治,七日不可治,升麻鳖甲汤主之。

阴毒之为病,面目青,身痛如被杖[2],咽喉痛,五日
可治,七日不可治,升麻鳖甲汤去雄黄蜀椒主之。

升麻鳖甲汤方

升麻二两　当归一两　蜀椒炒去汗[3],一两　甘草二两　鳖
甲手指大一片,炙　雄黄半两,研

上六味,以水四升,煮取一升,顿服之,老小再服
取汗。

《肘后》《千金方》阳毒用升麻汤,无鳖甲有桂;阴毒用甘草汤,无雄黄。

注[1]锦文:文,通纹;锦文,丝织品上的彩色花纹或条纹。此处指
病人的脸部有赤色的斑块,如同锦文一样。
[2]身痛如被杖:杖,泛指棍。杖刑,古代一种用大荆条,大竹板
或棍棒拷打臀、腿或背的刑罚。句意为身体疼痛,如同受过杖
刑一样疼痛难忍。
[3]去汗:即去水、去油之谓。

【语译】 阳毒的病变,患者的面部有赤色斑块,如同丝织
上的花纹一样,咽喉疼痛,咳唾脓血。这种病证在发病初的前
五日内,病情轻浅较易治疗;若超过七天以上的,则病情转深

重，较难治疗，对阳毒病应该用升麻鳖甲汤治疗。

阴毒病，患者面目发青，身体疼痛如同受过杖刑一样难忍，咽喉疼痛。阴毒也是发病初的五天内较易治疗，若超过七天以上病程较长的则不易治愈。对于阴毒病，当用升麻鳖甲汤去雄黄蜀椒治疗。

疟病脉证并治第四

证二条　方六首

【提要】　本篇系论疟的专篇。始言疟病主脉和凭脉辨证治法，次分述温疟、瘅疟牝的脉因证治。温疟、瘅疟、牝疟同为疟病，然互有区别，三者迁延日久，均可形成胁下腹内有癥瘕的疟母。

师曰：疟脉自弦，弦数者多热，弦迟者多寒，弦小紧者下之差，弦迟者可温之，弦紧者可发汗、针灸也。浮大者可吐之，弦数者风发[1]也，以饮食消息止之[2]。

注[1]风发：脉弦而数多为热盛，热盛能生风，所以称为风发。

　　[2]以饮食消息止之：意为对风发一类疟病，可配以饮食斟酌治疗。

【语译】　老师说：疟病的脉象多表现为弦脉，但由于病证的轻重不一，故在弦脉的同时，还可见到其他的相兼脉。其中弦而数的，多属于热；弦而迟的，多属于寒。弦而兼小紧的疟脉，说明邪偏于里，采用攻下方法就可治愈。弦而迟的疟脉，说明病证属寒，寒者热之，当用温药治疗。弦而紧的疟脉，多兼表寒，可用发汗或针灸方法治之。脉浮大的，为邪在于上，可酌用吐法。弦而数的疟脉，多为热盛伤津，热盛能生风，故言"风发"，对此，除药物外，还可酌情选用梨汁、甘蔗汁等甘寒饮食辅助调治。

病疟，以月一日发，当以十五日愈；设不差，当月尽解；如其不差，当云何？师曰：此结为癥瘕[1]，名曰疟母[2]，急治之，宜鳖甲煎丸。

鳖甲煎丸方

鳖甲十二分，炙　乌扇[3]三分，烧　黄芩三分　柴胡六分　鼠妇[4]三分，熬　干姜三分　大黄三分　芍药五分　桂枝三分　葶苈一分　石韦三分，去毛　厚朴三分　牡丹五分，去心　瞿麦二分　紫葳[5]三分　半夏一分　人参一分　䗪虫五分，熬　阿胶三分，炙　蜂窠四分，熬　赤硝十二分　蜣螂六分，熬　桃仁二分

上二十三味为末。取锻灶下灰一斗，清酒一斛五斗，浸灰，候酒尽一半，着鳖甲于中，煮令泛烂如胶漆，绞取汁，内诸药，煎为丸，如梧子大，空心服七丸，日三服。

《千金方》用鳖甲十二片，又有海藻三分、大戟一分、䗪虫五分，无鼠妇、赤硝二味，以鳖甲煎和诸药为丸。

注[1]癥瘕（zhēng jiǎ 征假）：腹中有积聚痞块的统称。癥指腹中有块，坚硬不移；瘕言腹中痞块，时聚时散。

[2]疟母：指疟病久而不愈，邪气与痰血结于胁下而形成癥块的一种病证。

[3]乌扇：即射干，但也有认为指鸢尾的。

[4]鼠妇：指地虱。

[5]紫葳：凌霄。

【语译】　患疟病若是在月初一日发作的，一般经过十五天的治疗，自当痊愈；假如到了十五日，疟病未愈的，那么再过十五天就当痊解了；倘若过了三十天后仍未痊愈的，这应当称做什么病呢？老师回答说：这是病久正衰，邪气与体内痰血结于胁下，形成腹中癥块。这种病证称为疟母，应该抓紧时间治

疗，可选用鳖甲煎丸。

师曰：阴气孤绝，阳气独发，则热而少气烦冤[1]，手足热而欲呕，名曰瘅疟。若但热不寒者，邪气内藏于心，外舍分肉[2]之间，令人消铄脱肉。

注[1]烦冤：指烦闷不适，难以言状的样子。

[2]分肉：即肌肉。

【语译】 老师说：素体阴亏阳盛的人，患疟病后表现为高热、心烦不安，短气，手足心热，时时想呕吐，这种疟病称为瘅疟。病人只有发热而不怕冷，这是邪热内舍于心，外则停留于肌肉之间，所以能消灼损耗人体肌肉。

温疟者，其脉如平[1]，身无寒但热，骨节疼烦，时呕，白虎加桂枝汤主之。

白虎加桂枝汤方

知母六两　甘草二两,炙　石膏一斤　粳米二合　桂枝去皮,三两

上剉，每五钱，水一盏半，煎至八分，去滓，温服，汗出愈。

注[1]平：平人，即健康无病之人。

【语译】 温疟之脉如同正常人的平脉差不多，没有明显的弦象。全身发热而不怕冷，筋骨关节烦疼，时时呕吐，应该用白虎加桂枝汤治疗。

疟多寒者，名曰牝疟[1]，蜀漆散主之。

蜀漆散方

蜀漆烧去腥　云母烧二日夜　龙骨等分

上三味，杵为散，未发前，以浆水服半钱，温疟加蜀漆半分。临发时，服一钱匕。一方云母作云实

注[1]牝（pìn 聘）疟：《医方考》云："牝，阴也，无阳之名，故多寒名牝疟。"

【语译】 疟病发作时寒多热少，这种疟病称为牝疟，应该用蜀漆散治疗。

附《外台秘要》方

牡蛎汤 治牝疟。

牡蛎_{四两，熬} 麻黄_{四两，去节} 甘草_{二两} 蜀漆_{三两}

上四味，以水八升，先煮蜀漆、麻黄，去上沫，得六升，内诸药，煮取二升，温服一升。若吐，则勿更服。

柴胡去半夏加栝蒌汤 治疟病发渴者，亦治劳疟。

柴胡_{八两} 人参 黄芩 甘草_{各三两} 栝蒌根_{四两}
生姜_{二两} 大枣_{十二枚}

上七味，以水一斗二升，煮取六升，去滓，再煎取三升，温服一升，日二服。

柴胡桂姜汤 治疟寒多微有热，或但寒不热。_{服一剂如神。}

柴胡_{半斤} 桂枝_{三两，去皮} 干姜_{二两} 栝蒌根_{四两} 黄芩_{三两} 牡蛎_{三两，熬} 甘草_{二两，炙}

上七味，以水一斗二升，煮取六升，去滓，再煎服三升，温服一升，日三服。初服微烦，复服汗出，便愈。

中风历节病脉证并治第五

论一首 脉证三条 方十二首

【提要】 中风、历节皆与风邪有关，故合为一篇。风邪变化多端，本篇扼要地提出了中风在络、在经、在腑、在脏的主证，中风与痹证的区别及其治疗；历节由肝肾亏虚，复感外邪而成，原文除论述其不同成因及历节与黄汗的区别外，具体提出历节用桂枝芍药知母汤、乌头汤的证治。风引汤、侯氏黑散、防己地黄汤等方，于临诊实具不少成功案例，不可忽视。

夫风[1]之为病，当半身不遂[2]，或但臂不遂者，此为痹[3]。脉微而数，中风使然。

注[1]风：指中风。

　[2]半身不遂：指病人的左侧或右侧肢体不能随意活动。

　[3]痹：痹者，闭也。指病人感受风寒湿邪，使经络气血闭阻不
　　　通，出现关节肌肉疼痛，肢体麻木，重着不能活动等症状的一
　　　种疾病。

【语译】　凡属中风病，应当具有半身不遂的症状。有的病人只出现一侧手臂不能随意活动，这是属于风寒湿三气杂至形成的痹证，不属中风。若寸口见到微而数的脉象，则多属中风，因为脉微主正虚，脉数主邪盛，而中风则多由正虚邪实所引起的。

寸口脉浮而紧，紧则为寒，浮则为虚；寒虚相搏，邪在皮肤[1]；浮者血虚，络脉空虚；贼邪不泻[2]，或左或右；邪气反缓，正气即急[3]，正气引邪，㖞僻不遂[4]。

邪在于络，肌肤不仁；邪在于经，即重不胜；邪入于腑，即不识人；邪入于脏，舌即难言，口吐涎。

注[1]皮肤：指浅表。

　[2]贼邪不泻：贼邪，统指外邪；泻，指外出。句意为外邪侵入人
　　　体后不能外出。

　[3]邪气反缓，正气即急：指受邪的一侧经脉松弛无力，健康的一
　　　侧经脉呈紧张状态。

　[4]㖞僻(pì 辟)不遂：指口眼歪斜，不能随意活动。

【语译】　寸口出现浮紧脉，其紧反映有寒邪，其浮则反映

络脉中气血空虚。体内络脉气血空虚与外来的寒邪相合，则首先使寒邪停留于人体浅表。由于络脉气血空虚，正气不足以抗邪外出，则外邪深入于人体而不外出，有时侵袭人体左侧，有时侵袭人体右侧，病邪侵犯的一侧经脉，往往因受到邪气的损伤而变弛缓。相反，健康的一侧经脉呈紧张拘急状态。健侧牵引病侧，则可引起口眼歪斜，肢体不能随意活动。假使右侧经脉受伤则口眼歪向左侧；反之，左侧经脉受伤，则口眼歪向右侧。

病邪侵犯络脉，肌肤失于营卫之气的濡养，则可出现肌肤麻木不仁；病邪侵入经脉，肢体失于气血的充养则可引起肢体沉重无力不能随意活动；若病邪进一步深传到脏腑，影响心神则可出现神昏，舌蹇难言，口吐涎等危重症状。

侯氏黑散　治大风[1]，四肢烦重，心中恶寒不足者。《外台》治风癫。

菊花四十分　白术十分　细辛三分　茯苓三分　牡蛎三分桔梗八分　防风十分　人参三分　矾石三分　黄芩三分　当归三分　干姜三分　芎劳三分　桂枝三分

上十四味，杵为散，酒服方寸匕，日一服，初服二十日，温酒调服，禁一切鱼肉大蒜，常宜冷食，六十日止，即药积在腹中不下也。热食即下矣，冷食自能助药力。

注[1]大风：指中风时证情急剧，后又半身不遂，无明显热象的一种中风后遗症。

【语译】　侯氏黑散主治中风后遗症，证见四肢烦重，举止不利，心胸中有怕冷和空虚的感觉。

寸口脉迟而缓，迟则为寒，缓则为虚，荣缓[1]则为亡血，卫缓[2]则为中风。邪气中经则身痒而瘾疹[3]，心气不足[4]，邪气入中，则胸满而短气。

注[1]荣缓：《心典》作"沉缓"解，为是。

　　[2]卫缓：《心典》作"浮缓"解，为是。

　　[3]瘾疹：指皮肤上出现小如麻粒，大如豆瓣，甚则成块成片的疹
块，常骤然发作，相当于现代医学所谓的荨麻疹。

　　[4]心气不足：指胸中的阳气不足。

【语译】　寸口脉迟而缓，迟脉主有寒，缓脉主正虚；若脉
象是沉缓的，则主血液外溢，不能充盈脉道的亡血、失血症；若
脉象浮缓的，则主肌表疏松，感受风邪的太阳中风。机体正气
不足，邪气乘虚侵入经脉，营卫不和，则可引起身痒，瘾疹等病
证。若胸中阳气不足，则邪气乘虚深入，则可出现胸满、短气的
症状。

风引汤　除热瘫[作"癫"为是。]痫。

　　大黄　干姜　龙骨各四两　桂枝三两　甘草　牡蛎各二两
寒水石　滑石　赤石脂　白石脂　紫石英　石膏各六两

　　上十二味，杵，粗筛；以韦囊[1]盛之，取三指撮，井
花水[2]三升，煮三沸，温服一升。治大人风引，少小惊痫瘛疭[3]，
日数十发，医所不疗，除热方。巢氏云，脚气宜风引汤。

　　注[1]韦囊：用皮革制成的药囊。

　　[2]井花水：系清晨最先汲取的井泉水。

　　[3]惊痫瘛疭(chì zòng 翅纵)：惊痫是小儿痫证的一种，瘛疭是其
症状。瘛为筋脉拘急，疭为筋脉弛缓，瘛疭指抽搐。

【语译】　风引汤主治神志异常伴有抽搐的癫痫病中的
热证。

防己地黄汤　治病如狂状、妄行、独语不休，无寒
热，其脉浮。

　　防己一分　桂枝三分　防风三分　甘草二分

　　上四味，以酒一杯，渍之一宿，绞取汁。生地黄二

斤，咬咀，蒸之如斗米饭久，以铜器盛其汁，更绞地黄汁，和分再服。

【语译】 防己地黄汤用于治疗狂躁不宁、妄自行走、自言自语不休，没有恶寒发热，但脉象浮的病证。

头风[1]摩散方

大附子一枚,炮　　盐等分

上二味为散，沐了[2]，以方寸匕，已摩疢上，令药力行。

注[1]头风：指日久不愈，时发时止的头痛头眩一类病证。

　[2]沐了：即洗头完毕。

【语译】 对于日久不愈、时发时止的头痛头眩，可用头风摩散外治。

寸口脉沉而弱，沉即主骨，弱即主筋，沉即为肾，弱即为肝。汗出入水中，如水伤心[1]，历节黄汗出[2]，故曰历节。

注[1]水伤心：血脉内合于心，此指水湿伤及血脉，内舍于心。

　[2]历节黄汗出：历节，病名。由于疼痛遍历关节，故名历节。黄汗亦病名，汗出沾衣如黄柏汁。这里的黄汗，是历节病中的伴发症状，因为黄汗多在痛处，故曰"历节黄汗出"。它和黄汗病的黄汗遍及全身不同。

【语译】 寸口脉沉而弱，沉脉主骨病，肾在体主骨，故沉脉属于肾亏；弱脉主筋病，肝主筋，因此弱脉属于肝虚。机体本身肝肾亏虚，复加劳动汗出时入冷水中洗澡，则水湿由汗孔、血脉伤及心气。同时汗为水遏，郁生湿热，流注筋骨关节，因而就可引起关节疼痛，屈伸不利的历节病，历节病往往在关节肿胀的部位溢出黄水。由于该病以人身历节疼痛，屈伸不利为特征，故名历节。

趺阳脉[1]浮而滑，滑则谷气实，浮则汗自出。

注[1]趺阳脉：为胃脉，在足背上五寸骨间动脉处，即冲阳穴。

【语译】 足背部趺阳脉浮而滑，滑脉说明胃之谷气实而有热，浮脉说明感受风邪，风性开泄，故汗自出。

少阴脉[1]浮而弱，弱则血不足，浮则为风，风血相搏，即疼痛如掣。盛人[2]脉涩小，短气，自汗出，历节疼，不可屈伸，此皆饮酒汗出当风所致。

注[1]少阴脉：指肾脉，即足内踝后跟骨上动脉陷中的太溪穴。

[2]盛人：指体虚肥胖之人。

【语译】 少阴脉浮而弱，弱脉主阴血不足，浮脉则有风邪，风邪乘阴血不足而侵袭筋脉关节，遂成历节，出现关节如同抽掣一样的疼痛。肥胖的人出现涩小的脉象，同时伴见短气自汗，关节疼痛屈伸不利，这都是由于嗜酒过度，复加汗出感受风邪所致。

诸肢节疼痛，身体魁羸[1]，脚肿如脱[2]，头眩短气，温温欲吐[3]，桂枝芍药知母汤主之。

桂枝芍药知母汤方

桂枝四两　　芍药三两　　甘草二两　　麻黄二两　　生姜五两
白术五两　　知母四两　　防风四两　　附子二枚,炮

上九味，以水七升，煮取二升，温服七合，日三服。

注[1]魁羸（léi 雷）：有两说，作魁羸解，形容关节肿大；作尪（wāng 汪）羸解，谓身体羸瘦。历节病人大都是身体羸瘦而又关节肿大。

[2]脚肿如脱：形容脚肿很厉害，迟钝不灵活，像要和身体脱离一样。

[3]温温欲吐：即时时想要呕吐。

【语译】 病人全身各个关节部位疼痛，身体极度消瘦，独

脚肿大，头眩，短气，时时想要呕吐的，应该用桂枝芍药知母汤主治。

味酸则伤筋，筋伤则缓，名曰泄[1]。咸则伤骨，骨伤则痿，名曰枯[2]。枯泄相搏，名曰断泄。荣气不通，卫不独行，荣卫俱微，三焦无所御[3]，四属断绝[4]，身体羸瘦，独足肿大，黄汗出，胫冷。假令发热，便为历节也。

注[1]泄：肝主筋，味过酸则伤筋，筋伤则弛缓不收，称为泄。
[2]枯：肾主骨，味过咸则伤骨，骨伤则痿软不任，称为枯。
[3]御：即统驭的意思。
[4]四属断绝：四属指四肢，句意指四肢营养供应受阻。

【语译】 酸入肝，肝主筋，饮食过酸则伤筋，筋伤则弛缓，称之为"泄"；咸入肾，肾主骨，饮食过咸则伤骨，骨伤则痿软无力，称之为"枯"。筋缓与骨痿相合，称为"断泄"。此时营气不通，卫气不行，营卫功能衰微，三焦功能失职，不能统驭全身，四肢失去气血等营养物质的供应，于是身体极度消瘦，唯独两足肿大，黄汗出，两足胫发冷。假若出现发热，则属于历节病。

病历节不可屈伸，疼痛，乌头汤主之。

乌头汤方 治脚气疼痛，不可屈伸。

麻黄 芍药 黄芪各三两 甘草三两，炙 川乌五枚，㕮咀，以蜜二升，煎取一升，即出乌头

上五味，㕮咀四味，以水三升，煮取一升，去滓，内蜜煎中更煎之，服七合。不知，尽服之。

【语译】 历节病，关节疼痛剧烈，难以屈伸的，用乌头汤主治。

矾石汤　治脚气冲心[1]。

矾石二两

上一味，以浆水一斗五升，煎三五沸，浸脚良。

注[1]脚气冲心：指脚气病心悸、气喘、呕吐诸症者，甚或可见神志
恍惚，语言错乱。由于邪毒上攻心胸所致。

【语译】　矾石汤外洗可治脚气冲心的病证。

附方

《古今录验》续命汤　治中风痱，身体不能自收，口
不能言，冒昧不知痛处，或拘急不得转侧。姚云：与大续命
同，兼治妇人产后去血者，及老人、小儿。

麻黄　桂枝　当归　人参　石膏　干姜　甘草各三
两　芎䓖一两　杏仁四十枚

上九味，以水一斗，煮取四升，温服一升，当小汗。
薄复脊，凭几坐，汗出则愈，不汗更服。无所禁，勿当
风。并治但伏不得卧，咳逆上气，面目浮肿。

《千金》三黄汤　治中风，手足拘急，百节疼痛，烦
热心乱，恶寒，经日不欲饮食。

麻黄五分　独活四分　细辛二分　黄芪二分　黄芩三分

上五味，以水六升，煮取二升，分温三服，一服小
汗，二服大汗。心热加大黄二分，腹满加枳实一枚，气
逆加人参三分，悸加牡蛎三分，渴加栝蒌根三分，先有
寒加附子一枚。

《近效方》术附子汤　治风虚头重眩苦极，不知食
味，暖肌补中益精气。

白术二两　附子一枚半，炮，去皮　甘草一两，炙

上三味，剉，每五钱匕，姜五片，枣一枚。水盏半，煎七分，去滓，温服。

崔氏八味丸　治脚气上入少腹不仁。

干地黄_{八两}　山茱萸　薯蓣_{各四两}　泽泻　茯苓　牡丹皮_{各三两}　桂枝　附子_{炮，各一两}

上八味，末之，炼蜜和丸梧子大。酒下十五丸，日再服。

《千金方》越婢加术汤　治肉极，热则身体津脱，腠理开，汗大泄，厉风气，下焦脚弱。

麻黄_{六两}　石膏_{半斤}　生姜_{三两}　甘草_{二两}　白术_{四两}大枣_{十五枚}

上六味，以水六升，先煮麻黄，去上沫，内诸药，煮取三升，分温三服。恶风加附子一枚，炮。

血痹虚劳病脉证并治第六

论一首　脉证九条　方九首

【提要】　血痹、虚劳两病，皆由虚而得，故血痹不与风痹同论，而与虚劳并列。篇首简论血痹的脉、因、证、治，着重论述虚劳。虚劳乃以五脏气血虚损为立论根据，其证型有阴虚、阳虚、阴阳两虚之异，治疗着重在补益脾肾，健运中气，调整阴阳的平衡。

问曰：血痹病从何得之？师曰：夫尊荣人[1]骨弱肌肤盛，重因疲劳汗出，卧不时动摇，加被微风，遂得之。但以脉自微涩，在寸口、关上小紧，宜针引阳气，令脉和紧去则愈。

注[1]尊荣人:指不事劳动、养尊处优的人。

【语译】 问:血痹病是怎样得的?老师说:那些不事劳动、养尊处优的人,外表肌肤虽然丰满,但筋骨脆弱,又因疲劳出汗,加之睡觉时翻来复去,稍受点风邪,就会得血痹病。如病人脉象微涩,寸口、关上的脉小紧,应该用针刺疗法引动阳气,使气血通畅,脉象平和而不紧,血痹病也就好了。

血痹阴阳俱微[1],寸口关上微,尺中小紧,外证身体不仁[2],如风痹[3]状,黄芪桂枝五物汤主之。

黄芪桂枝五物汤方

黄芪三两　　芍药三两　　桂枝三两　　生姜六两　　大枣十二枚

上五味,以水六升,煮取二升,温服七合,日三服。

一方有人参。

注[1]阴阳俱微:指营卫气血皆不足。

[2]不仁:身体麻木失去知觉。

[3]风痹:是以肌肉麻木兼有疼痛的病证。

【语译】 血痹病患者,营卫气血都不足,寸口关上的脉现小紧,外面表现出周身麻木不仁似风痹一样的症状,用黄芪桂枝五物汤主治。

夫男子[1]平人[2],脉大为劳,极虚亦为劳。

注[1]男子:指房劳伤肾的壮年男人。

[2]平人:这里指从外形看来好像无病,其实是内脏气血已经虚损的人。

【语译】 凡男子在外形上无显著病态,而脉象大的就是虚劳病,脉极虚的也是虚劳病。

男子面色薄[1]者,主渴及亡血,卒喘悸[2],脉浮者,里虚也。

注[1]面色薄:指面色淡白无华。

[2]卒喘悸："卒"通"猝"，突然之意。卒喘悸，即突然气喘心悸。

【语译】　男子面色淡白无华，应当见口渴和失血，突然气喘心悸，脉现浮大不实，这是里虚的缘故。

男子脉虚沉弦，无寒热，短气里急[1]，小便不利，面色白，时目瞑[2]，兼衄，少腹满，此为劳使之然。

注[1]短气里急：指呼吸急促，腹中拘急。

[2]目瞑：瞑与眩通用，目瞑即目眩，两眼昏花的意思。

【语译】　男子的脉象虚软无力、沉取带弦，没有怕冷发热，而有呼吸短促，腹中拘急，小便不畅，面色苍白，时常有两眼昏花，兼有衄血，少腹胀满，这些症状都是虚劳病所引起的。

劳之为病，其脉浮大，手足烦[1]，春夏剧，秋冬瘥，阴寒[2]精自出，酸削[3]不能行。

注[1]手足烦：手足心烦热。

[2]阴寒：前阴寒冷。

[3]酸削：指两腿酸痛消瘦。

【语译】　患虚劳病的人，他的脉象浮大无力，手足烦热，春夏季节病情增剧，秋冬季节病情减轻，前阴寒冷，精液自出，两腿酸软瘦削不能步行。

男子脉浮弱而涩，为无子，精气清冷。一作冷。

【语译】　男子脉现浮弱而涩，是没有生育能力的脉象，这是因为精液清稀而冷的缘故。

夫失精家[1]少腹弦急，阴头寒，目眩，一作目眶痛。发落，脉极虚芤迟，为清谷[2]，亡血，失精。脉得诸芤动微紧，男子失精，女子梦交[3]，桂枝加龙骨牡蛎汤主之。

桂枝加龙骨牡蛎汤方　《小品》云：虚弱浮热汗出者除桂，加白微、附子各三分，故曰二加龙骨汤。

桂枝　芍药　生姜各三两　甘草二两　大枣十二枚　龙骨　牡蛎各三两

上七味，以水七升，煮取三升，分温三服。

天雄散方

天雄三两,炮　白术八两　桂枝六两　龙骨三两

上四味，杵为散，酒服半钱匕，日三服，不知，稍增之。

注[1]失精家：指经常梦遗、滑精的人。

[2]清谷：指下利完谷不化。

[3]梦交：指梦里性交。

【语译】　素有梦遗、滑精的病人，少腹部紧急而不柔软，阴茎头部寒冷，两眼昏花，头发脱落，脉象极虚而兼芤迟的，就会有下利清谷，或失血，或失精。凡是诊得芤或动、微或紧的脉象，男子多患失精，女子多患梦交，用桂枝加龙骨牡蛎汤主治。

男子平人，脉虚弱细微者，善盗汗也。

【语译】　男子外形没有显著病态，而他的脉象是虚弱微细的，则经常会出现盗汗。

人年五六十，其病脉大者，痹夹背行[1]，苦肠鸣，马刀侠瘿[2]者，皆为劳得之。

注[1]痹夹背行：指背后脊柱两旁肌肤有麻木感。

[2]马刀侠瘿：马刀，长形蚌名。结核生于腋下名马刀；瘿通缨，缨帽而有带结于项，结核生于颈旁名侠瘿。二者俗称瘰疬。

【语译】　人的年龄到了五六十岁，病见脉象大，脊柱两旁肌肤有麻木感，如果肠鸣，或腋下、颈旁生瘰疬的，都是由于劳伤所引起的。

脉沉小迟，名脱气[1]，其人疾行则喘喝[2]，手足逆

寒，腹满，甚则溏泄，食不消化也。

注[1]脱气：指阳气虚衰。

[2]喘喝：即气喘有声。

【语译】 脉沉小而迟，称为脱气。这种病人走路快了就会呼吸喘促有声，手足发冷，腹部胀满，重的甚至大便稀薄，这是因为脾肾阳虚不能消化食物的缘故。

脉弦而大，弦则为减，大则为芤，减则为寒，芤则为虚，虚寒相搏，此名为革。妇人则半产漏下[1]，男子则亡血失精。

注[1]半产漏下：半产，即小产；漏下，非月经期间下血，淋漓不断。

【语译】 脉象弦而兼大，但脉弦而重按则减，脉大而中空如芤脉。重按则减的弦脉主寒，大而中空的脉主虚。寒与虚的脉相合，称为革脉。妇女得革脉就会小产或漏下，男子得革脉，则患失血或失精之类的病证。

虚劳里急[1]，悸，衄，腹中痛，梦失精，四肢酸疼，手足烦热，咽干口燥，小建中汤主之。

小建中汤方

桂枝三两，去皮　甘草三两，炙　大枣十二枚　芍药六两
生姜二两　胶饴一升

上六味，以水七升，煮取三升，去渣，内胶饴，更上微火消解，温服一升，日三服。 呕家不可用建中汤，以甜故也。

《千金》疗男女因积冷气滞，或大病后不复常，苦四肢沉重，骨肉酸疼，吸吸少气，行动喘乏，胸满气急，腰背强痛，心中虚悸，咽干唇燥，面体少色，或饮食无味，胁肋腹胀，头重不举，多卧少起，甚者积年，轻者百日，渐至瘦弱，五脏气竭，则难可复常，六脉俱不足，虚寒乏气，少腹拘急，羸瘠百病，名曰黄芪建中汤，又有人参二两。

注[1]里急：指腹中有拘急感，但按之不硬。

【语译】 虚劳病人有腹中拘急，心悸，鼻衄，腹中痛，梦遗，四肢酸痛，手足烦热，咽干口燥等症状的，用小建中汤主治。

虚劳里急，诸不足，黄芪建中汤主之。于小建中汤加黄芪一两半，余依上法。气短胸满者加生姜；腹满者去枣，加茯苓一两半；及疗肺虚损不足，补气加半夏三两。

【语译】 虚劳病见腹中拘急，气血阴阳都不足，用黄芪建中汤主治。

虚劳腰痛，少腹拘急，小便不利者，八味肾气丸主之。方见脚气中[1]。

注[1]方见脚气中：此系指本书"中风历节病脉证并治"之崔氏八味丸。

【语译】 虚劳病有腰痛，少腹拘急，小便不利的，用八味肾气丸主治。

虚劳诸不足，风气[1]百疾，薯蓣丸主之。

薯蓣丸方

薯蓣三十分　当归　桂枝　麴　干地黄　豆黄卷各十分　甘草二十八分　人参七分　芎劳　芍药　白术　麦门冬　杏仁各六分　柴胡　桔梗　茯苓各五分　阿胶七分　干姜三分　白敛二分　防风六分　大枣百枚，为膏

上二十一味，末之，炼蜜和丸，如弹子大，空腹酒服一丸，一百丸为剂。

注[1]风气：泛指病邪。

【语译】 虚劳病气血阴阳不足，又兼有各种风气病的，用薯蓣丸主治。

虚劳虚烦不得眠[1]，酸枣仁汤主之。

酸枣仁汤方

酸枣仁二升　甘草一两　知母二两　茯苓二两　芎藭二两，《深师》有生姜二两

上五味，以水八升，煮酸枣仁，得六升，内诸药，煮取三升，分温三服。

注[1]虚烦不得眠：指心中郁郁而烦，虽卧而不得熟睡。

【语译】　虚劳病出现虚烦不能安眠的，用酸枣仁汤主治。

五劳虚极羸瘦，腹满不能饮食，食伤，忧伤，饮伤，房室伤，饥伤，劳伤，经络营卫气伤，内有干血，肌肤甲错[1]，两目黯黑。缓中补虚，大黄䗪虫丸主之。

大黄䗪虫丸方

大黄十分，蒸　黄芩二两　甘草三两　桃仁一升　杏仁一升　芍药四两　干地黄十两　干漆一两　虻虫一升　水蛭百枚　蛴螬一升　䗪虫半升

上十二味，末之，炼蜜和丸小豆大，酒饮服五丸，日三服。

注[1]肌肤甲错：指肌肤干枯粗糙如鳞甲状。

【语译】　由于五劳而致极虚，身体瘦弱，腹部胀满，不能饮食，这是由于饮食不节，忧思不解，暴饮无度，房室所伤，饥饿太久，劳累过度等所引起，使经络和营卫之气受伤，瘀血内留，肌肤粗糙干枯，两眼周围呈黯黑色，治法应当缓消内中瘀血，调补人体之虚，用大黄䗪虫丸主治。

附方

《千金翼》炙甘草汤一云复脉汤。治虚劳不足，汗出而

闷，脉结悸[1]，行动如常，不出百日，危急者十一日死。

甘草四两,炙　桂枝　生姜各三两　麦门冬半升　麻仁半升

人参　阿胶各二两　大枣三十枚　生地黄一升

上九味，以酒七升，水八升，先煮八味，取三升，去滓，内胶消尽，温服一升，日三服。

注[1]脉结悸：脉来缓慢而时有歇止，称为结脉；悸指心悸。

《肘后》獭肝散　治冷劳[1]，又主鬼疰[2]一门相染。

獭肝一具，炙干末，水服方寸匕，日三服。

注[1]冷劳：指虚劳之证属寒性者。但《肘后》卷一没有说可治冷劳。

[2]鬼疰：《葛洪肘后备急方》说：即五尸之中尸注，又夹诸邪而为寒也。其病变动，乃有三十种，至九十九种，大略使人寒热、淋漓、恍惚、默默，不知其所苦，而无处不恶，累年积月，渐就顿滞，以至于死，死后复传之旁人，乃至灭门，觉知此候者，便宜急治之。古人对肉眼所不能见到的病源，称为"鬼"、"恶"等名。"疰"即"注"的原字。

肺痿肺痈咳嗽上气病脉证治第七

论三首　脉证四条　方十六首

【提要】　本篇首论虚热肺痿成因脉证及鉴别，虚寒肺痿的证治；二论肺痈病因病机、脉证及预后，肺痈初起喘甚与脓成的证治；三论咳嗽上气虚实证治，其中以邪实气闭的肺胀证论为尤详。

问曰：热在上焦者，因咳为肺痿。肺痿之病，从何得之？师曰：或从汗出，或从呕吐，或从消渴[1]，小便利数，或从便难，又被快药[2]下利，重亡津液，故得之。

曰：寸口脉数，其人咳，口中反有浊唾涎沫[3]者何？

师曰：为肺痿之病。若口中辟辟燥[4]，咳即胸中隐隐痛，脉反滑数，此为肺痈，咳唾脓血。脉数虚者为肺痿，数实者为肺痈。

注[1]消渴：病名，详见本书"消渴小便利淋病脉证并治"。

[2]快药：指峻下药。

[3]浊唾涎沫：浊唾指稠痰，涎沫指稀痰。

[4]辟辟燥：形容口中干燥状。

【语译】 问：热在上焦的病人，因为咳嗽逐渐成为肺痿。肺痿病是什么原因得来的呢？老师答：造成这种病的原因，或是过分的出汗，或是频频的呕吐；或是由于消渴而小便过多；或是由于大便闭结而屡用峻下剂。这几种情况都严重地耗伤了津液，由于津液耗伤，肺有燥热，于是咳嗽成为肺痿。

问：病人寸口脉数，咳嗽。脉数是热，应该干咳无痰，而病人口中反有稠痰或稀痰，这是什么病呢？老师答：是肺痿病。如果口中特别干燥，咳嗽时胸中隐隐作痛，脉搏反滑数有力，这是肺痈病，病人当有咳吐脓血。在脉诊方面，脉数而虚的是肺痿，脉数而实的是肺痈。

问曰：病咳逆，脉之[1]何以知此为肺痈？当有脓血，吐之则死，其脉何类？师曰：寸口脉微[2]而数，微则为风，数则为热，微则汗出，数则恶寒。风中于卫，呼气不入；热过[3]于荣[4]，吸而不出。风伤皮毛，热伤血肺[脉]，风舍[5]于肺，其人则咳，口干喘满，咽燥不渴，时唾浊沫，时时振寒。热之所过，血为之凝滞，畜[6]结痈脓，吐如米粥。始萌可救，脓成则死。

注[1]脉之：动词，即诊脉。

[2]微：作"浮"字解，《医宗金鉴》："脉微之三微字，当是三浮字。"

[3]过：作"至"字解，即到达或通过的意思。

[4]荣：通营。

[5]舍：作"留"字解，即停留的意思。

[6]畜：通蓄。

【语译】 问：咳嗽气逆的病人，按他的脉搏，怎样知道他患的是肺痈？一定是有脓血，发展到吐脓血时就比较难治，他的脉象又是怎样的呢？老师答：肺痈病人的脉搏，寸口脉微而数，这里的脉微指浮而无力，表明有风邪；数脉则为有热。脉微则有自汗，脉数则兼有恶寒。风邪初入卫分时，邪还是可从呼气排出而不入于内；当热邪深入营分时，邪就随呼吸深入内部而不易排出了。风中于外，容易伤人皮毛；热邪郁于内，容易伤人血脉。风邪留于肺，病人就出现咳嗽口干，气喘胸闷，咽喉干燥而不渴，时常吐稠痰或稀痰，时时寒战。病情进一步发展，热邪深入内部，脏腑的血液凝滞，蓄结酿成痈脓，吐出的（臭）痰如米粥一样。肺痈初起，及时治疗，预后较好；若脓成以后，就比较难以治愈。

上气[1]面浮肿，肩息[2]，其脉浮大，不治，又加利尤甚。

注[1]上气：指气逆而上，即气喘。

[2]肩息：气喘而抬肩呼吸，又称摇肩、抬肩大喘。

【语译】 气上逆而喘，呼吸抬肩，面部浮肿，脉象浮大则阳有上越之势，证情是严重的；如果再有腹泻，那么阴又下脱，病情尤为险恶。

上气喘而躁者，属肺胀，欲作风水[1]，发汗则愈。

注[1]风水：病名。详见本书"水气病脉证并治"。

【语译】 病人气上逆喘息而兼有烦躁的，这是风邪与痰水之邪壅实所致，属肺胀范围，将会形成风水浮肿之证，用汗法可以治愈。

48

肺痿吐涎沫而不咳者，其人不渴，必遗尿[1]，小便数，所以然者，以上虚[2]不能制下故也。此为肺中冷[3]，必眩，多涎唾，甘草干姜汤以温之。若服汤已渴者，属消渴。

甘草干姜汤方

甘草四两,炙　　干姜二两,炮

上㕮咀，以水三升，煮取一升五合，去滓，分温再服。

注[1]遗尿：一般指睡眠时小便自遗，这里应作小便失禁解。

[2]上虚：指肺虚。

[3]肺中冷：指肺虚有寒。

【语译】　肺痿病人吐稀痰而不咳嗽，也不口渴，但一定会有遗尿，小便频数的症状。所以有这种现象，是由于上焦肺气虚弱，不能制约下焦膀胱的缘故。这是肺的虚寒证，病人一定头晕而频吐稀痰，此时可以用甘草干姜汤来温肺。假使病人服了汤剂以后出现口渴的，则属于消渴病。

咳而上气，喉中水鸡声[1]，射干麻黄汤主之。

射干麻黄汤方

射干十三枚,一法三两　　麻黄四两　　生姜四两　　细辛　紫菀　款冬花各三两　　五味子半升　　大枣七枚　　半夏大者八枚,洗,一法半升

上九味，以水一斗二升，先煮麻黄两沸，去上沫，内诸药，煮取三升，分温三服。

注[1]水鸡声：水鸡即田鸡，蛙也。水鸡声是形容喉间痰鸣声连连不绝，犹如水鸡之声。

【语译】　咳嗽气喘，喉咙里有咯咯的痰声像青蛙叫一样，用射干麻黄汤主治。

　　咳逆上气，时时吐唾浊[1]，但坐不得眠，皂荚丸主之。

皂荚丸方

皂荚八两，刮去皮，用酥[2]炙

上一味，末之，蜜丸如梧子大，以枣膏和汤服三丸，日三夜一服。

注[1]吐唾浊：指吐出浊黏稠痰。

　　[2]酥：牛羊奶所制成之油，皂荚用火烘时，涂酥于上。

【语译】 咳嗽气喘，时时吐出稠痰，只能坐而不能平卧，用皂荚丸主治。

　　咳而脉浮者，厚朴麻黄汤主之。

厚朴麻黄汤方

厚朴五两　麻黄四两　石膏如鸡子大　杏仁半升　半夏半升　干姜二两　细辛二两　小麦一升　五味子半升

上九味，以水一斗二升，先煮小麦熟，去滓，内诸药，煮取三升，温服一升，日三服。

　　脉沉者，泽漆汤主之。

泽漆汤方

半夏半斤　紫参五两，一作紫菀　泽漆三斤，以东流水五斗，煮取一斗五升　生姜五两　白前五两　甘草　黄芩　人参　桂枝各三两

上九味，㕮咀，内泽漆汁中，煮取五升，温服五合，至夜尽。

【语译】 咳嗽而脉浮的，用厚朴麻黄汤主治。

咳嗽而脉沉的，用泽漆汤主治。

　　大逆上气，咽喉不利，止逆下气者，麦门冬汤主之。

麦门冬汤方

麦门冬七升　半夏一升　人参二两　甘草二两　粳米三合　大枣十二枚

上六味,以水一斗二升,煮取六升,温服一升,日三夜一服。

【语译】　肺胃虚热之气大逆向上,咽喉干燥不适,用清养肺胃、止逆下气的麦门冬汤主治。

肺痈,喘不得卧,葶苈大枣泻肺汤主之。

葶苈大枣泻肺汤方

葶苈熬令黄色,捣丸如弹子大　大枣十二枚

上先以水三升,煮枣取二升,去枣,内葶苈,煮取一升,顿服。

【语译】　肺痈病,气喘不能平卧,用葶苈大枣泻肺汤主治。

咳而胸满,振寒脉数,咽干不渴,时出浊唾腥臭[1],久久吐脓如米粥者,为肺痈,桔梗汤主之。

桔梗汤方　亦治血痹。

桔梗一两　甘草二两

上二味,以水三升,煮取一升,分温再服,则吐脓血也。

注[1]浊唾腥臭:吐出脓痰,气味腥臭。

【语译】　病人咳嗽而胸膈满闷,寒战发热,脉数,咽干燥而口不渴,时常吐出浓痰,气味腥臭,拖延日久,则吐出米粥状的脓血,这是肺痈已成脓腐溃,用桔梗汤主治。

咳而上气,此为肺胀,其人喘,目如脱状[1],脉浮大者,越婢加半夏汤主之。

越婢加半夏汤方

麻黄六两　石膏半斤　生姜三两　大枣十五枚　甘草二两
半夏半升

上六味，以水六升，先煮麻黄，去上沫，内诸药，煮
取三升，分温三服。

注[1]目如脱状：是形容眼睛胀突，犹如脱出之状。

【语译】　咳嗽气逆，这是肺胀，病人气喘得很厉害，甚至
两眼胀突，好像要脱出眼眶一样，脉象浮大，用越婢加半夏汤
主治。

肺胀，咳而上气，烦躁而喘，脉浮者，心下有水，小
青龙加石膏汤主之。

小青龙加石膏汤方　　《千金》证治同，外更加胁下痛引缺盆。

麻黄　芍药　桂枝　细辛　甘草　干姜各三两　　五
味子　半夏各半升　石膏二两

上九味，以水一斗，先煮麻黄，去上沫，内诸药，煮
取三升。强人服一升，羸者减之，日三服，小儿服四合。

【语译】　肺胀，咳嗽气逆，烦躁喘促，脉象浮，是外有表邪
而心下有水饮，用小青龙加石膏汤主治。

附方

《外台》炙甘草汤　　治肺痿涎唾多，心中温温液液[1]
者。方见虚劳。

注[1]温温液液：是泛泛欲吐之意。

《千金》甘草汤

甘草

上一味，以水三升，煮减半，分温三服。

《千金》**生姜甘草汤**　治肺痿咳唾涎沫不止、咽燥而渴。

生姜_{五两}　人参_{二两}　甘草_{四两}　大枣_{十五枚}

上四味，以水七升，煮取三升，分温三服。

《千金》**桂枝去芍药加皂荚汤**　治肺痿吐涎沫。

桂枝　生姜_{各三两}　甘草_{二两}　大枣_{十枚}　皂荚_{一枚，去皮子，炙焦}

上五味，以水七升，微微火煮，取三升，分温三服。

《外台》**桔梗白散**　治咳而胸满，振寒脉数，咽干不渴，时出浊唾腥臭，久久吐脓如米粥者，为肺痈。

桔梗　贝母_{各三分}　巴豆_{一分去皮，熬，研如脂}

上三味，为散，强人饮服半钱匕，羸者减之。病在膈上者吐脓血，在膈下者泻出，若下多不止，饮冷水一杯则定。

《千金》**苇茎汤**　治咳有微热，烦满，胸中甲错^[1]，是为肺痈。

苇茎_{二升}　薏苡仁_{半升}　桃仁_{五十枚}　瓜瓣_{半升}

上四味，以水一斗，先煮苇茎，得五升，去滓，内诸药，煮取二升，服一升，再服当吐如脓。

注[1]胸中甲错：胸部皮肤粗糙如鳞甲交错之状。

肺痈胸满胀，一身面目浮肿，鼻塞清涕出，不闻香臭酸辛，咳逆上气，喘鸣迫塞，葶苈大枣泻肺汤主之。方见上，三日一剂，可至三四剂，此先服小青龙汤一剂乃进。小青龙方见咳嗽门中。

【语译】　肺痈病，胸部胀满，周身面目都浮肿，鼻塞流清涕，闻不出香、臭、酸、辛等气味，咳嗽气上逆，喘促痰鸣，胸部感到迫塞,用葶苈大枣泻肺汤主治。

奔豚气病脉证治第八

论二首　方三首

【提要】　本篇虽列举奔豚、吐脓、惊怖、火邪四种病,但主要论述奔豚气的病因与证治。奔豚气病又有在肝属热和在肾属寒之异,后者亦见于《伤寒论》,并列于此,意在鉴别。

　　师曰:病有奔豚[1],有吐脓,有惊怖[2],有火邪[3],此四部病,皆从惊发得之。

　　师曰:奔豚病,从少腹起,上冲咽喉,发作欲死,复还止,皆从惊恐得之。

　　注[1]奔豚:病名。奔亦作贲,豚亦作独,音义相同。豚为小猪,一说是江豚。奔豚又称奔豚气,以其气冲如豚之奔突故名。

　　　[2]惊怖:指惊悸或惊恐,详见本书"惊悸吐衄下血胸满瘀血病脉证并治"。

　　　[3]火邪:这里指误用烧针、艾灸、火熏等法所引起的病变。

【语译】　老师说:疾病中有奔豚,有吐脓,有惊怖,有火邪,这四种病都是从惊恐等精神刺激而引起的。

　　老师说:奔豚病发作的时候,病人自觉气从少腹部向上冲到咽喉,此时病人极为痛苦,好像将要死去的样子,但是发作过后,冲气渐平,病亦渐减,终至平复和无病的时候一样。这种病是由于惊恐等精神刺激引起的。

　　奔豚气上冲胸,腹痛,往来寒热,奔豚汤主之。

奔豚汤方

甘草　芎䓖　当归各二两　半夏四两　黄芩二两　生葛五两　芍药二两　生姜四两　甘李根白皮一升

上九味，以水二斗，煮取五升，温服一升，日三夜一服。

【语译】 奔豚发作时，气从少腹上冲到胸部，腹痛，同时伴有寒热往来的症状，用奔豚汤主治。

发汗后，烧针[1]令其汗，针处被寒，核起而赤者，必发贲豚，气从小[2]腹上至心，灸其核上各一壮[3]，与桂枝加桂汤主之。

桂枝加桂汤方

桂枝五两　芍药三两　甘草二两,炙　生姜三两　大枣十二枚

上五味，以水七升，微火煮取三升，去滓，温服一升。

注[1]烧针：是针与灸相结合的一种治法。用时先将毫针刺入患者应刺的孔穴，再用艾绒裹住针柄，点烧艾绒，依靠针体传热的作用以治疗疾病。亦叫温针。

[2]小：与少通。

[3]一壮：灸法中每烧一个艾炷，称为一壮。

【语译】 太阳表证，经过发汗以后，又用烧针再发其汗，烧针的部位肌肤外露，受了外邪而出现核状红色肿块，这必定要发奔豚，它的主要症状是气从少腹起上冲到心窝部。治疗应该在起红色核块上各灸一壮以温经散寒，另外再用桂枝加桂汤主治。

发汗后，脐下悸[1]者，欲作奔豚，茯苓桂枝甘草大枣汤主之。

茯苓桂枝甘草大枣汤方

茯苓半斤　甘草二两,炙　大枣十五枚　桂枝四两

上四味，以甘澜水一斗，先煎茯苓，减二升，内诸

药，煮取三升，去滓，温服一升，日三服。甘澜水法：取水二斗，置大盆内，以杓扬之，水上有珠子五六千颗相逐，取用之。

注[1]脐下悸：指脐以下有跳动的感觉。

【语译】　发汗以后，病人感觉到脐下部跳动的，这是奔豚将要发作的征兆，用茯苓桂枝甘草大枣汤主治。

胸痹心痛短气病脉证治第九

论一首　证一首　方十首

【提要】　本篇首从脉象总论胸痹心痛的病机，并提及短气实证，以示与胸痹的短气证相鉴别；继则详叙胸痹主证、兼证及方治；篇末则略述心痛的证治。

师曰：夫脉当取太过不及[1]，阳微阴弦[2]，即胸痹而痛，所以然者，责其极虚也。今阳虚知在上焦，所以胸痹、心痛者，以其阴弦故也。

注[1]太过不及：脉盛于正常的为太过，主邪盛；脉弱于正常的为不及，主正虚。

[2]阳微阴弦：关前为阳，阳微指寸脉微；关后为阴，阴弦指尺脉弦。

【语译】　老师说：诊脉应该注意到它的太过和不及，如寸口脉微，尺中脉弦，这就是胸痹心痛证。所以会这样，因为见到寸口脉微，是由于胸阳虚弱的缘故。现在知道阳虚在上焦，所以病人有胸痹心痛，同时见到尺中脉弦，是阴盛于下的缘故。

平人无寒热，短气不足以息者，实也。

【语译】　外表健康的人，没有恶寒发热，仅仅见到气短不能接续的，这是属实的征象。

胸痹之病，喘息咳唾，胸背痛，短气，寸口脉沉而迟，关上小紧数[1]，栝蒌薤白白酒汤主之。

栝蒌薤白白酒汤方

栝蒌实一枚,捣　薤白半升　白酒七升

上三味，同煮，取二升，分温再服。

注[1]关上小紧数：本书"腹满寒疝宿食病脉证治"说："脉数而紧乃弦，状如弓弦。"故关上小紧数即是关部小弦。

【语译】　胸痹病，呼吸喘促，咳嗽吐痰，胸背部作痛，气短，寸口脉象沉而迟，关上脉象小紧而数，用栝蒌薤白白酒汤主治。

胸痹不得卧，心痛彻[1]背者，栝蒌薤白半夏汤主之。

栝蒌薤白半夏汤方

栝蒌实一枚,捣　薤白三两　半夏半斤　白酒一斗

上四味，同煮，取四升，温服一升，日三服。

注[1]彻：《说文·彳部》："彻，通也。"透彻、通彻的意思，此作牵引解。

【语译】　胸痹病人呼吸喘促，不能平卧，心部疼痛牵引连及背部的，用栝蒌薤白半夏汤主治。

胸痹心中痞[1]，留气结在胸，胸满，胁下逆抢心[2]，枳实薤白桂枝汤主之；人参汤亦主之。

枳实薤白桂枝汤方

枳实四枚　厚朴四两　薤白半斤　桂枝一两　栝蒌实一枚,捣

上五味，以水五升，先煮枳实、厚朴，取二升，去滓，内诸药，煮数沸，分温三服。

人参汤方

人参　甘草　干姜　白术各三两

上四味,以水八升,煮取三升,温服一升,日三服。

注[1]心中痞:《医宗金鉴》谓:"心中即心下也。"心中痞是指胃脘部
　　有痞满之感。

　[2]胁下逆抢心:指胁下气逆上冲心胸。

【语译】　胸痹病,心中痞满,并有气留结在胸部,胸部满闷,胁下气逆上冲心胸,实证用枳实薤白桂枝汤主治;属虚证用人参汤主治。

　　胸痹,胸中气塞,短气,茯苓杏仁甘草汤主之,橘枳姜汤亦主之。

茯苓杏仁甘草汤方

茯苓三两　杏仁五十个　甘草一两

上三味,以水一斗,煮取三升,温服一升,日三服。不差更服。

橘枳姜汤方

橘皮一斤　枳实三两　生姜半斤

上三味,以水五升,煮取二升,分温再服。《肘后》、《千金》云:治胸痹愊愊[1]如满,噎塞习习[2]如痒,喉中涩燥,唾沫。

注[1]愊愊(bì 毕):犹郁结也。

　[2]习习:行貌。

【语译】　胸痹病,胸中闷塞不舒,呼吸气短,用茯苓杏仁甘草汤主治。也可以用橘枳姜汤主治。

　　胸痹缓急者,薏苡仁附子散主之。

薏苡仁附子散方

薏苡仁十五两　大附子十枚,炮

上二味,杵为散,服方寸匕,日三服。

【语译】　胸痹病,疼痛时而缓减,时而急迫的,用薏苡仁附

子散主治。

心中痞，诸逆[1]，心悬[2]痛，桂枝生姜枳实汤主之。

桂枝生姜枳实汤方

桂枝　生姜各三两　枳实五枚

上三味，以水六升，煮取三升，分温三服。

注[1]诸逆：谓停留于心下的水饮或寒邪向上冲逆。

[2]悬：挂也，系也。

【语译】　心中痞满，各种邪气向上逆冲，以致心胸部感到如同悬挂动摇那样的牵掣作痛，用桂枝生姜枳实汤主治。

心痛彻背，背痛彻心，乌头赤石脂丸主之。

乌头赤石脂丸方

蜀椒一两，一法二分　乌头一分，炮　附子半两，炮，一法一分干姜一两，一法一分　赤石脂一两，一法二分

上五味，末之，蜜丸如梧子大，先食服一丸，日三服。不知，稍加服。

【语译】　心部剧痛，牵引到背部，背部剧痛，牵引到心胸部，用乌头赤石脂丸主治。

九痛丸　治九种心痛[1]。

附子三两，炮　生狼牙一两，炙香　巴豆一两，去皮心，熬，研如脂　人参　干姜　吴茱萸各一两

上六味，末之，炼蜜丸，如梧子大，酒下，强人初服三丸，日三服；弱者二丸。兼治卒中恶[2]，腹胀痛，口不能言；又治连年积冷，流注心胸痛，并冷冲上气，落马坠车血疾等，皆主之。忌口如常法。

注[1]九种心痛：《备急千金要方》卷十三谓："壹虫心痛，式注心痛，

叁风心痛，肆悸心痛，伍食心痛，陆饮心痛，柒冷心痛，捌热心痛，玖去来心痛。"

[2]中恶：《诸病源候论·中恶候》谓：中恶者，是人精神衰弱，为鬼神之气卒中之也……其状卒然心腹刺痛，闷乱欲死。

腹满寒疝宿食病脉证治第十

论一首　脉证十六条　方十四首

【提要】　腹满、寒疝、宿食三病，多属腹部病变，故并而论述。腹满属热证实证，病多在胃肠，治宜攻下；属寒证虚证，病多在脾肾，治宜温补。寒疝为阴寒腹痛之证，有虚实之分，治有温散与养血之异。宿食即伤食证，食积有在胃在肠不同，宜吐或下法因势利导。

趺阳脉微弦，法当腹满，不满者必便难，两胠[1]疼痛，此虚寒从下上也，当以温药服之。

注[1]胠（qū 区）：即胸胁两旁当臂之处。

【语译】　趺阳脉微而弦，应有腹部胀满的感觉，如果腹部不胀满，那就一定会出现大便困难和两胠疼痛的症状，这是因为脾胃虚寒、肝气上乘的缘故，应当给以温药治疗。

病者腹满，按之不痛为虚，痛者为实，可下之。舌黄未下者，下之黄自去。

【语译】　病人腹部胀满，按之不痛的是虚证，按之疼痛的是实证，实证可用泻下的方法来治疗。患者舌苔黄，没有用过泻下剂，那么可用泻下剂导热下行，黄苔自然会退去。

腹满时减，复如故，此为寒，当与温药。

【语译】　腹部胀满，有时感觉减轻些，但过一会儿仍旧腹满如前，这是寒证，应当给予温药。

病者痿黄[1]，躁而不渴，胸中寒实，而利不止者死。

注[1]痿黄：指面色枯黄而黯淡失泽。

【语译】 病人面色痿黄而黯淡无神，烦躁而不口渴，胸中寒邪盛实，又见泄泻不止的是险证。

寸口脉弦者，即胁下拘急而痛，其人啬啬恶寒[1]也。

注[1]啬啬恶寒：洒洒然怕冷的感觉。

【语译】 寸口脉弦的病人，应当出现两胁下拘急而痛，同时有洒洒然怕冷的感觉。

夫中寒家[1]，喜欠，其人清涕出，发热色和者，善嚏。

注[1]中寒家：指素来体质虚寒的人。

【语译】 素体虚寒的人，常打呵欠。假使病人鼻流清涕，发热而面色正常的，是新得的外感病，容易打喷嚏。

中寒，其人下利，以里虚也，欲嚏不能，此人肚中寒。一云痛。

【语译】 素体虚寒的人，受寒以后大便泄泻，是由于脾胃虚，寒邪入里的关系，想打喷嚏又打不出，这个人是由于腹中受寒的缘故。

夫瘦人绕脐痛，必有风冷，谷气不行[1]，而反下之，其气必中，不冲者，心下则痞。

注[1]谷气不行：指大便不通。

【语译】 体瘦的人肚脐周围疼痛，必是受了风寒，因而大便不通。医生反而用泻下药来治疗，结果病人就会感到腹中有气往上冲。假使气不冲的，就会感觉心下痞满。

病腹满，发热十日，脉浮而数，饮食如故，厚朴七物汤主之。

厚朴七物汤方

厚朴半斤　甘草　大黄各三两　大枣十枚　枳实五枚
桂枝二两　生姜五两

上七味，以水一斗，煮取四升，温服八合，日三服。
呕者加半夏五合；下利去大黄；寒多者加生姜至半斤。

【语译】　病人腹部胀满，发热已经十天，脉浮兼数，饮食正
常的，用厚朴七物汤主治。

腹中寒气，雷鸣切痛[1]，胸胁逆满，呕吐，附子粳米
汤主之。

附子粳米汤方

附子一枚,炮　半夏半升　甘草一两　大枣十枚　粳米半升

上五味，以水八升，煮米熟，汤成，去滓，温服一升，
日三服。

注[1]雷鸣切痛：雷鸣，形容肠鸣的声音较响；切痛，形容腹痛的
　　剧烈。

【语译】　因腹内有寒气，以致腹部产生好像打雷的响声，
并伴有剧痛，胸胁部好像有气上逆而感到胀满，同时又出现呕
吐症状，用附子粳米汤主治。

痛而闭[1]者，厚朴三物汤主之。

厚朴三物汤方

厚朴八两　大黄四两　枳实五枚

上三味，以水一斗二升，先煮二味，取五升，内大
黄，煮取三升，温服一升。以利为度。

注[1]闭：指大便秘结不通。

【语译】 病人腹痛而大便秘结不通的,用厚朴三物汤主治。

按之心下满痛者,此为实也,当下之,宜大柴胡汤。

大柴胡汤方

柴胡半斤 黄芩三两 芍药三两 半夏半升,洗 枳实四枚,炙 大黄二两 大枣十二枚 生姜五两

上八味,以水一斗一升,煮取六升,去滓,再煎,温服一升,日三服。

【语译】 以手按心下胃脘部位感到胀满疼痛的,这是实证,应当用泻下法,宜用大柴胡汤。

腹满不减,减不足言,当须下之,宜大承气汤。

大承气汤方 （见痉湿暍病脉证治）

【语译】 腹部胀满而没有减轻的时候,即使减轻一点,亦不容易觉察到,应当用泻下法,宜用大承气汤。

心胸中大寒痛,呕不能饮食,腹中寒,上冲皮起,出见有头足[1],上下痛而不可触近,大建中汤主之。

大建中汤方

蜀椒二合,去汗 干姜四两 人参二两

上三味,以水四升,煮取二升,去滓,内胶饴一升,微火煎取一升半,分温再服;如一炊顷[2],可饮粥二升,后更服,当一日食糜[3],温覆之。

注[1]上冲皮起,出见有头足:是形容腹中寒气攻冲,腹皮突起如有头足样的块状物。

　[2]如一炊顷:约当烧一餐饭的时间。

　[3]食糜:指吃稀粥等易消化的食物。

【语译】 心下及胸部因寒邪很重而发生剧烈疼痛,呕吐不

能进饮食,腹中寒气将腹壁向上冲起,出现如有头足样的块状物,上下攻冲作痛不能用手触按的,用大建中汤主治。

胁下偏痛,发热,其脉紧弦,此寒也,以温药下之,宜大黄附子汤。

大黄附子汤方

大黄三两　附子三枚,炮　细辛二两

上三味,以水五升,煮取二升,分温三服;若强人煮取二升半,分温三服,服后如人行四、五里,进一服。

【语译】　病人胁下疼痛偏重一侧,发热,脉象紧弦,这是寒实证,治当以温药下之,用大黄附子汤。

寒气厥逆,赤丸主之。

赤丸方

茯苓四两　半夏四两,洗,一方用桂　乌头二两,炮　细辛一两,《千金》作人参

上四味,末之,内真朱为色,炼蜜丸如麻子大,先食酒饮下三丸,日再夜一服;不知,稍增之,以知为度。

【语译】　因腹内有阴寒之气而出现四肢厥冷的症状,用赤丸主治。

腹痛,脉弦而紧,弦则卫气不行,即恶寒,紧则不欲食,邪正相搏,即为寒疝。绕脐痛,若发则白汗[1]出,手足厥冷,其脉沉弦者,大乌头煎主之。

乌头煎方

乌头大者五枚,熬去皮,不㕮咀

上以水三升,煮取一升,去滓,内蜜二升,煎令水气

尽，取二升，强人服七合，弱人服五合。不差，明日更服，不可一日再服。

注[1]白汗：指因剧痛而出的冷汗。

【语译】 腹痛病人的脉象弦而紧，弦是阳虚卫气不行的脉象，所以感到怕冷，紧是阴盛胃寒的脉象，所以不想吃东西，内外寒邪与正气相搏结，就成为寒疝。寒疝病人脐部周围疼痛，发作剧烈则出冷汗，手足厥冷，脉象由弦紧转为沉弦的，用大乌头煎主治。

寒疝腹中痛，及胁痛里急者，当归生姜羊肉汤主之。

当归生姜羊肉汤方

当归三两 　生姜五两 　羊肉一斤

上三味，以水八升，煮取三升，温服七合，日三服。若寒多者加生姜成一斤；痛多而呕者加橘皮二两，白术一两。加生姜者，亦加水五升，煮取三升二合，服之。

【语译】 寒疝病人腹中疼痛，牵扯胁痛而又有拘急感的，用当归生姜羊肉汤主治。

寒疝腹中痛，逆冷，手足不仁，若身疼痛，灸刺诸药不能治，抵当乌头桂枝汤主之。

乌头桂枝汤方

乌头

上一味，以蜜二斤，煎减半，去滓，以桂枝汤五合解之。得一升后，初服二合，不知，即服三合，又不知，复加至五合。其知者，如醉状，得吐者，为中病。

桂枝汤方

桂枝三两,去皮 　芍药三两 　甘草二两,炙 　生姜三两 　大

枣十二枚

上五味，剉，以水七升，微火煮服三升，去滓。

【语译】 寒疝病腹中疼痛，四肢发冷，手足麻木不仁，如果身体疼痛，用火灸、针刺以及一般药物都不能治好，只有用乌头桂枝汤主治方能奏效。

其脉数而紧乃弦，状如弓弦，按之不移。脉数弦者，当下其寒。脉紧大而迟者，必心下坚；脉大而紧者，阳中有阴，可下之。

【语译】 病人脉数而兼紧就是弦脉，好像弓弦似的，用手按压也不移动。若脉数而兼弦的，应当以温下法祛其寒；脉紧大而兼迟的，必定心下坚硬；脉大而兼紧的，这是阳中有阴的寒实证脉象，可用温下法治疗。

附方

《外台》乌头汤 治寒症腹中绞痛，贼风入攻五脏，拘急不得转侧，发作有时，使人阴缩，手足厥逆。方见上。

《外台》柴胡桂枝汤方 治心腹卒中痛者。

柴胡四两 黄芩 人参 芍药 桂枝 生姜各一两半
甘草一两 半夏二合半 大枣六枚

上九味，以水六升，煮取三升，温服一升，日三服。

《外台》走马汤 治中恶心痛腹胀，大便不通。

巴豆二枚，去皮心，熬 杏仁二枚

上二味，以绵缠，捶令碎，热汤二合，捻取白汁饮之，当下。老小量之。通治飞尸[1]鬼击[2]病。

注[1]飞尸：《诸病源候论》卷二十三："飞尸者，发无由渐，忽然而至，若飞走之急疾，故谓之飞尸。其状心腹刺痛，气息喘急胀满，上冲心胸者是也。"

[2]鬼击:《诸病源候论》卷二十三:"鬼击者,谓鬼厉之气击著于人也,得之无渐,卒著如人以刀矛刺状,胸胁腹内绞急切痛,不可抑按,或吐血,或鼻中出血,或下血。"

问曰:人病有宿食,何以别之?师曰:寸口脉浮而大,按之反涩,尺中亦微而涩,故知有宿食,大承气汤主之。

【语译】 问:人患宿食病,在脉象上是怎样分辨的?老师说:寸口脉浮取大而有力,重按之反现涩象,尺部脉也微而兼涩,所以知道内有宿食,用大承气汤主治。

脉数而滑者,实也,此有宿食,下之愈,宜大承气汤。

【语译】 脉数而兼滑的是实证,这是因为有宿食内积,用泻下法可以治愈,宜用人承气汤。

下利不饮食者,有宿食也,当下之,宜大承气汤。

大承气汤方见前痉病中

【语译】 病人腹泻,不想吃东西,这是有宿食内积,应当用泻下法,宜用大承气汤。

宿食在上脘,当吐之,宜瓜蒂散。

瓜蒂散方

瓜蒂一枚,熬黄 赤小豆一分,煮

上二味,杵为散,以香豉七合煮取汁,和散一钱匕,温服之。不吐者,少加之,以快吐为度而止。亡血及虚者不可与之。

【语译】 有宿食停留在上脘,应当采用吐法,宜用瓜蒂散。

脉紧如转索无常者，有宿食也。

【语译】 脉紧的形状好像转动绳索那样忽紧忽滑，变幻无常，这是内有宿食的象征。

脉紧，头痛风寒，腹中有宿食不化也。一云寸口脉紧。

【语译】 脉紧头痛，是感受风寒，或是腹中食积停滞不化的缘故。

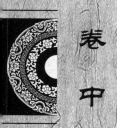

五脏风寒积聚病脉证并治第十一

论二首　脉证十七条　方二首

【提要】　本篇论述五脏风寒证候,真脏脉象、疾病举例、三焦各部病证及脏腑积聚脉证等。着重以五脏为纲,对疾病进行分类,用以体现五脏为核心的辨证方法。文有简脱。但肝着、脾约、肾着三病,方证俱备,具有较大价值。

肺中风者,口燥而喘,身运而重[1],冒[2]而肿胀。

注[1]身运而重:指身体动摇,不能自主而沉重。

　[2]冒:即头目昏眩。

【语译】　肺脏受了风邪的侵袭,口中干燥而呼吸急促,病人身体动摇,不能自主而沉重,头目昏眩,身体肿胀。

肺中寒,吐浊涕[1]。

注[1]吐浊涕:即吐黏痰。

【语译】　肺脏受了寒邪的侵袭,口中吐出黏痰。

肺死脏[1],浮之[2]虚,按之[3]弱如葱叶,下无根者,死。

注[1]死脏:指真脏脉,亦称五脏死脉。

[2]浮之：指诊脉轻取的一种诊法。

[3]按之：指诊脉重按的一种诊法。

【语译】 肺死脏的脉象，轻取则虚纵无力，重按则非常软弱，像葱叶那样中空柔弱，重按一下就不见了。见到这样的脉，就称为肺死脏脉。

肝中风者，头目𥆧[1]，两胁痛，行常伛[2]，令人嗜甘。

注[1]头目𥆧：指头目部肌肉掣动。

[2]伛（yǔ 雨）：即驼背，行走时常屈背垂肩。

【语译】 肝脏受了风邪的侵袭，头目部的肌肉掣动，而且两胁疼痛，走路时常屈背垂肩而行，病人喜欢吃甜的食物。

肝中寒者，两臂不举，舌本[1]燥，喜太息[2]，胸中痛，不得转侧，食则吐而汗出也。《脉经》《千金》云："时盗汗，咳，食已吐其汁。"

注[1]舌本：即舌根。

[2]太息：即叹气。

【语译】 肝脏受了寒邪的侵袭，两只手臂不能举动，舌根干燥，容易引起叹气，胸中疼痛，身体不能转动，吃了食物就吐出来，而且在吐的时候出汗。

肝死脏，浮之弱，按之如索[1]不来，或曲如蛇行者，死。

注[1]如索：谓脉象如绳索之状。

【语译】 肝死脏的脉象，轻取软弱无力，重按则如绳索那样伏而不起，或者脉象曲折坚劲如蛇行一样，病人见到这种脉象，预后是险恶的。

肝着[1]，其人常欲蹈其胸上[2]，先未苦时[3]，但欲饮热，旋覆花汤主之。 臣亿等校诸本，旋覆花汤方，皆同。

注[1]肝着：病名，即肝脏气血郁滞不行之意。

　　[2]其人常欲蹈其胸上：指病人时常喜欢叩按胸部。

　　[3]先未苦时：指疾病痛苦未发作前。

【语译】　患肝着病人，时常喜欢叩按其胸部，在疾病痛苦还没有发作的时候，很想喝热的汤水，用旋覆花汤主治。

心中风者，翕翕发热[1]，不能起，心中饥，食即呕吐。

注[1]翕翕发热：形容发热炽盛。

【语译】　心受了风邪侵袭，病人发热炽盛，不能起动，感觉饥饿，但进食后就作呕吐。

心中寒者，其人苦病心如啖[1]蒜状，剧者心痛彻背，背痛彻心，譬如蛊注[2]；其脉浮者，自吐乃愈。

注[1]啖（dàn 啖）：即是吃的意思。

　　[2]蛊注：病名。这里是比喻如虫之蛀食样作痛。

【语译】　心受了寒邪的侵袭，病人心里很难过，痛苦得像吃了大蒜的样子，病情剧烈的时候，心痛牵引到背部，背痛牵引到心，好像虫之蛀食样作痛；如果病人脉浮，不因服药而自己呕吐的，疾病就可痊愈。

心伤[1]者，其人劳倦，即头面赤而下重，心中痛而自烦，发热，当脐跳，其脉弦，此为心脏伤所致也。

注[1]心伤：即心受损伤的意思。

【语译】　心受损伤的病人，稍有劳动，就觉疲倦，头面发红而下部有沉重感，心中疼痛烦闷发热，当脐有跳动感，脉象弦，这是由于心脏受到损伤的缘故。

心死脏，浮之实如麻豆[1]，按之益躁疾[2]者，死。

注[1]麻豆：指脉乱如豆之动摇。

　　[2]益躁疾：指脉搏更加疾躁跳动不宁。

【语译】　心死脏的脉象，轻按有力，其形状像豆状那样动摇不定，重按则更加疾躁跳动不宁，这样的病人，预后是险恶的。

邪哭使魂魄不安者，血气少也；血气少者属于心，心气虚者，其人则畏[1]，合目欲眠，梦远行而精神离散，魂魄妄行。阴气衰者为癫，阳气衰者为狂。

注[1]畏：指害怕。

【语译】 病人悲伤哭泣，心神不安，好像是邪鬼作祟，实际是气血少的原因；由于心气血虚少，所以病人时常感到害怕，闭起眼睛想睡眠，就梦见自己向远方走去，以致精神分散，心神不安，这都是正气虚后而邪侵入为患。阴气衰的就成为癫病，阳气衰的就成为狂病。

脾中风者，翕翕发热，形如醉人，腹中烦重，皮目眴眴而短气。

【语译】 脾受风邪的侵袭，病人发热炽盛，形状好像喝醉了酒的人一样，腹中烦满而重，皮肉眼胞跳动，呼吸短促。

脾死脏，浮之大坚，按之如覆杯，洁洁状如摇[1]者，死。 臣亿等详五脏各有中风中寒，今脾只载中风，肾中风、中寒俱不载者，以古文简乱极多，去古既远，无文可以补缀也。

注[1]洁洁状如摇：内中空无所有，而有些摇动。

【语译】 脾死脏的脉象是轻取大而坚，重按像摸着向下倒覆的杯子一样，内中空无一物，而有些摇动。出现这种脉是危险的证象。

趺阳脉浮而涩，浮则胃气强，涩则小便数，浮涩相搏，大便则坚，其脾为约[1]，麻子仁丸主之。

麻子仁丸方

麻子仁二升 芍药半斤 枳实一斤 大黄一斤 厚朴一

尺　杏仁—升

上六味，末之，炼蜜和丸梧子大，饮服十丸，日三，以知为度。

注[1]其脾为约：指胃强脾弱，脾为胃所制约。

【语译】　趺阳脉浮而涩，浮脉表示胃气强盛，涩脉说明脾阴虚小便频数而津液耗损。从浮脉和涩脉并见中可以看出胃气强和脾阴虚的情况。大便坚硬是脾为胃所制约，不能行津液所致。用麻子仁丸主治。

肾著[1]之病，其人身体重，腰中冷，如坐水中，形如水状，反不渴，小便自利，饮食如故，病属下焦，身劳汗出，衣—作表。里冷湿，久久得之，腰以下冷痛，腹重如带五千钱，甘姜苓术汤主之。

甘草干姜茯苓白术汤方

甘草　白术各二两　干姜　茯苓各四两

上四味，以水五升，煮取三升，分温三服，腰中即温。

注[1]肾著：病名，亦称肾着。为寒湿附着于肾之外府腰部。

【语译】　肾着的病证是身体感到沉重，腰部冷，好似坐在水里一样，外形像水气病人，但是口并不渴，小便通利，进食也如平时一样，这是属于下焦的疾病。由于操劳后出汗，长久受冷受湿而得的，所以腰以下冷痛而重，像是带着很重的几串铜钱那样。这种病应该用甘姜苓术汤主治。

肾死脏，浮之坚，按之乱如转丸，益下入尺中者，死。

【语译】　肾死脏的脉象，轻取坚硬，重按觉得脉象紊乱，像弹丸转动一样，按到尺部，觉得脉象转动更加厉害，出现这种脉象，预后是险恶的。

问曰：三焦竭部^[1]，上焦竭善噫^[2]，何谓也？师曰：上焦受中焦气未和，不能消谷，故能噫耳。下焦竭，即遗溺失便，其气不和，不能自禁制，不须治，久则愈。

注[1]三焦竭部：指三焦所属各部分的虚弱。

[2]噫：指嗳气。

【语译】 问：三焦所属各部分的虚弱，如上焦虚弱，时常嗳气，这是什么原因呢？老师说：上焦是受中焦的五谷精华之气的，如果中焦虚，气不和，不能正常的消运五谷，这样上焦所受的就不是五谷精气，而是饮食陈滞之气，所以使人噫气。下焦如果虚乏，就会遗溺或小便失禁，这是上虚不能制下的缘故，所以不必治下焦，只要使得上焦气和，这些证象也就能好转的。

师曰：热在上焦者，因咳为肺痿；热在中焦者，则为坚^[1]；热在下焦者，则尿血，亦令淋秘不通^[2]。大肠有寒者，多鹜溏^[3]；有热者，便肠垢^[4]。小肠有寒者，其人下重^[5]便血；有热者，必痔。

注[1]坚：指大便坚硬而燥。

[2]淋秘不通：指小便淋沥或癃闭不通。

[3]鹜溏：鹜即鸭。鹜溏指大便完谷不化，如鸭的水粪杂下。

[4]肠垢：指热痢下脓血。

[5]下重：肠中有重滞下坠的感觉。

【语译】 老师说：热邪在上焦的人，因为咳嗽日久伤肺而成为肺痿；热邪在中焦的，症见大便坚硬；热邪在下焦的，就有尿血，也能使小便淋沥或癃闭。大肠有寒的，多水粪夹杂而下，好像鸭屎那样溏泄；大肠有热的，大便会排出肠垢。小肠有寒的，感到腹部肛部下坠，大便出血；小肠有热，其热往往授于广肠（指直肠之头），会发生痔疮。

问曰：病有积、有聚、有槃气[1]，何谓也？师曰：积者，脏病也，终不移；聚者，腑病也，发作有时，展转痛移，为可治；槃气者，胁下痛，按之则愈，复发为槃气。诸积大法，脉来细而附骨[2]者，乃积也。寸口，积在胸中；微出寸口，积在喉中；关上，积在脐旁；上关上，积在心下；微下关，积在少腹；尺中，积在气冲[3]；脉出左，积在左；脉出右，积在右；脉两出，积在中央。各以其部处之。

注[1]槃气：槃同谷。槃气即谷气，指水谷之气停积留滞之病。

[2]脉来细而附骨：指重按到骨始得细而沉伏脉。

[3]气冲：即气街，穴名。在鼠溪穴上三寸。在此用以代表部位。

【语译】 问：病有积、有聚、有槃气，是怎样分辨的？老师说：积是属于五脏的病，它始终在发病部位不移动；聚是属于六腑的病，发作有时，病的部位不固定，会移动，这种病是可以治好的。槃气的主要症状是胁下疼痛，用手按它就会好，但仍会复发，这就是槃气。诊断各种积病的重要方法：如脉象细沉，重按到骨始得，这就是积病。寸口脉细沉的，知道积在胸中；脉象细沉而微出寸口之上的，知道积在喉中；关部脉象细沉的，其积在脐的旁边；脉象细沉而微出关上的，其积在心下；脉象细沉微在关下的，其积在少腹；尺部脉象细沉的，其积在气冲；左手出现细沉的脉象则积在身之左边；右手出现细沉的脉象则积在身体右边；两手同时出现细沉的脉象则积在中央部位。治疗方法应各依其不同的病位进行不同的处理。

痰饮咳嗽病脉证并治第十二

论一首　脉证二十一条　方十八首

【提要】 本篇阐述痰饮和咳嗽的脉证和治疗。所论咳嗽，乃由痰饮所致，为痰饮病中一症状。

痰饮有广义和狭义之分。篇名中的痰饮，为其总称，属广义，分痰饮、悬饮、溢饮、支饮四类；其中痰饮为狭义的，属四饮之一。

痰饮病以"温药和之"为总治则，并提出温、汗、利、下等具体治法，以及痰饮咳嗽的随证应变法则。

问曰：夫饮有四，何谓也？师曰：有痰饮、有悬饮、有溢饮、有支饮。

问曰：四饮何以为异？师曰：其人素盛今瘦，水走肠间，沥沥有声，谓之痰饮。饮后水流在胁下，咳唾引痛，谓之悬饮。饮水流行，归于四肢，当汗出而不汗出，身体疼重，谓之溢饮。咳逆倚息，短气不得卧，其形如肿，谓之支饮。

【语译】 问：饮病有四种，是哪四种呢？老师说：有痰饮、有悬饮、有溢饮、有支饮。

问：这四种饮病有什么不同呢？老师说：这个病人身体素来肥胖而现在消瘦，水在肠间流动，发出沽漉漉的声音，这称为痰饮。饮水以后，水饮流注胁下的部位，咳嗽吐痰时则牵引胁下作痛，这称为悬饮。饮水后水液流行，流溢到四肢，应当汗出而没有出汗，身体感到疼痛而沉重，这称为溢饮。咳嗽气逆而倚床呼吸，气息短促不能平卧，外形如同水肿一样，这称为支饮。

水在心，心下坚筑[1]，短气，恶水不欲饮。

水在肺，吐涎沫，欲饮水。

水在脾，少气身重。

水在肝，胁下支满[2]，嚏而痛。

水在肾，心下悸。

注[1]心下坚筑：心下坚实而悸动。

　[2]支满：支撑胀满感。

【语译】　水饮停留在心，就会出现心下部位坚硬，悸动，呼吸短促，厌恶水也不想喝水。

水饮停留在肺，就会出现吐白沫痰涎，想饮水。

水饮停留在脾，就会少气而身体有沉重感。

水饮停留在肝，就会出现胁下有支撑胀满感觉，喷嚏时就会牵引作痛。

水饮停留在肾，就会出现心下部位悸动。

夫心下有留饮，其人背寒冷如手大。

留饮者，胁下痛引缺盆，咳嗽则辄已。一作转甚。

胸中有留饮，其人短气而渴，四肢历节痛。脉沉者，有留饮。

【语译】　心下部位有饮邪停留，背部就会有像手掌那么大一块感到寒冷。

胁下有饮邪停留，就会感到胁下作痛，牵连到缺盆的部位，咳嗽时痛得更厉害。

胸中有饮邪停留，病人呼吸短促而口渴，四肢关节作痛。脉象沉的，这是有留饮。

膈上病痰，满喘咳吐，发则寒热，背痛腰疼，目泣[1]自出，其人振振身瞤剧，必有伏饮。

注[1]目泣：流眼泪。

【语译】　膈上有痰，就会出现胸满气喘，咳嗽吐痰，发作时形寒发热，背痛腰疼，流眼泪，身体颤抖动摇剧烈，这必然有伏饮。

夫病人饮水多,必暴喘满。凡食少饮多,水停心下。甚者则悸,微者短气。

脉双弦者寒也,皆大下后善虚。脉偏弦者饮也。

【语译】 病人饮水过多,必定会突然气喘胀满。凡是进食减少而饮水反多的,水就容易停留在心下。病情重的,会感到心下悸动;病情轻的,仅感到呼吸短促。

两手脉象都弦的,属虚寒证,这是由于攻下或大下后里虚所致。如果一手脉弦的,就是饮病。

肺饮不弦,但苦喘短气。

支饮亦喘而不能卧,加短气,其脉平也。

【语译】 肺中有水饮停留,脉象不弦,只感到气喘而呼吸短促。

支饮也有气喘而不能平卧,还有呼吸短促的症状,但它的脉象平而不弦。

病痰饮者,当以温药和之。

【语译】 患痰饮病的人,应当用温性药来调治。

心下有痰饮,胸胁支满,目眩,苓桂术甘汤主之。

茯苓桂枝白术甘草汤方

茯苓四两　桂枝　白术各三两　甘草二两

上四味,以水六升,煮取三升,分温三服,小便则利。

【语译】 心下部位有痰饮停留,就出现胸胁支撑胀满,眼目昏眩,用苓桂术甘汤主治。

夫短气有微饮,当从小便去之,苓桂术甘汤主之,方见上。肾气丸亦主之。 方见脚气中。

【语译】 有少量水饮,往往就会出现短气的证像,应当利小便以去其水饮,用苓桂术甘汤主治;(肾不化气)也可以用肾气丸主治。

病者脉伏,其人欲自利,利反快,虽利,心下续坚满,此为留饮欲去故也,甘遂半夏汤主之。

甘遂半夏汤方

甘遂_{大者三枚} 半夏_{十二枚,以水一升,煮取半升,去滓} 芍药_{五枚} 甘草_{如指大一枚,炙,一本作无}

上四味,以水二升,煮取半升,去滓,以蜜半升,和药汁煎取八合,顿服之。

【语译】 痰饮病人脉象沉伏,未经攻下而自欲下利,泻后反而感到爽快舒适;有的虽然下利,但心下部位仍然感觉坚硬胀满,这是留饮将去而未去的缘故。用甘遂半夏汤主治。

脉浮而细滑,伤饮。

【语译】 病人脉象浮而且细滑,为伤于饮病。

脉弦数,有寒饮,冬夏难治。

【语译】 病人脉象弦数,又有寒饮,无论在冬季或夏季都不容易治疗。

脉沉而弦者,悬饮内痛。

病悬饮者,十枣汤主之。

十枣汤方

芫花_熬 甘遂 大戟_{各等分}

上三味,捣筛,以水一升五合,先煮肥大枣十枚,取八合,去滓,内药末。强人服一钱匕,羸人服半钱,平旦

79

温服之；不下者，明日更加半钱，得快下后，糜粥自养。

【语译】 脉象沉而且弦，胸胁内疼痛的则为悬饮。

患悬饮病的，用十枣汤主治。

病溢饮者，当发其汗，大青龙汤主之；小青龙汤亦主之。

大青龙汤方

麻黄六两,去节　桂枝二两,去皮　甘草二两,炙　杏仁四十个,去皮尖　生姜三两　大枣十二枚　石膏如鸡子大,碎

上七味，以水九升，先煮麻黄，减二升，去上沫，内诸药，煮取三升，去滓，温服一升，取微似汗。汗多者，温粉粉之。

小青龙汤方

麻黄三两,去节　芍药三两　五味子半升　干姜三两　甘草三两,炙　细辛三两　桂枝三两,去皮　半夏半升,汤洗

上八味，以水一斗，先煮麻黄，减二升，去上沫，内诸药，煮取三升，去滓，温服一升。

【语译】 患溢饮病的，应当采用发汗的方法，要斟酌病情，用大青龙汤主治，也可以用小青龙汤主治。

膈间支饮，其人喘满，心下痞坚，面色黧黑，其脉沉紧，得之数十日，医吐下之不愈，木防己汤主之。虚者即愈，实者三日复发，复与不愈者，宜木防己汤去石膏加茯苓芒硝汤主之。

木防己汤方

木防己三两　石膏十二枚[作"三枚"，可从。],如鸡子大　桂枝二

两　人参四两

上四味，以水六升，煮取二升，分温再服。

木防己加茯苓芒硝汤方

木防己　桂枝各二两　人参四两　芒硝三合　茯苓四两

上五味，以水六升，煮取二升，去滓，内芒硝，再微煎，分温再服，微利则愈。

【语译】　在膈间的支饮，主要症状是气喘胸满，在心下的部位痞硬而坚，面色发黑，脉象沉而紧，得病已有数十天，医生曾用过吐和泻的方法，病情并不好转，应当用木防己汤主治。病属虚结的，就可以治愈；如果病属痞坚结实的，过了三天后又复发，如果再用木防己汤治疗而不见效的，应当用木防己汤去石膏加茯苓芒硝汤主治。

心下有支饮，其人苦冒眩，泽泻汤主之。

泽泻汤方

泽泻五两　白术二两

上二味，以水二升，煮取一升，分温再服。

【语译】　心下有支饮停留，病人感到头目昏眩，用泽泻汤主治。

支饮胸满者，厚朴大黄汤主之。

厚朴大黄汤方

厚朴一尺　大黄六两　枳实四枚

上三味，以水五升，煮取二升，分温再服。

【语译】　支饮多有胸满的症状，如兼见肠胃实而腹满的，用厚朴大黄汤主治。

支饮不得息，葶苈大枣泻肺汤主之。　方见肺痈中。

【语译】 支饮病出现呼吸困难的,用葶苈大枣泻肺汤主治。

呕家本渴,渴者为欲解;今反不渴,心下有支饮故也,小半夏汤主之。《千金》云:小半夏加茯苓汤。

小半夏汤方

半夏一升 生姜半斤

上二味,以水七升,煮取一升半,分温再服。

【语译】 素来患呕吐病的人,本来应该口渴,口渴说明邪能从呕排出,胃气复苏,疾病将要解除。现在反而不渴,是心下部位有支饮停留的缘故,用小半夏汤主治。

腹满,口舌干燥,此肠间有水气,己椒苈黄丸主之。

防己椒目葶苈大黄丸方

防己 椒目 葶苈熬 大黄各一两

上四味,末之,蜜丸如梧子大,先食饮服一丸,日三服,稍增,口中有津液。渴者,加芒硝半两。

【语译】 病人腹部胀满,口舌干燥,这是肠间有水气停留,用己椒苈黄丸主治。

卒呕吐,心下痞,膈间有水,眩悸者,小半夏加茯苓汤主之。

小半夏加茯苓汤方

半夏一升 生姜半斤 茯苓三两,一法四两

上三味,以水七升,煮取一升五合,分温再服。

【语译】 突然发生呕吐,心下的部位有痞块,是膈间有水饮停留,同时出现头眩心悸的,用小半夏加茯苓汤主治。

假令瘦人,脐下有悸,吐涎沫而癫眩[1],此水也,五苓散主之。

五苓散方

泽泻—两一分　猪苓三分,去皮　茯苓三分　白术三分　桂二分,去皮

上五味,为末,白饮服方寸匕,日三服,多饮暖水,汗出愈。

注[1]癫眩:即头目眩晕。

【语译】 平素消瘦的人,脐下部位有悸动感,呕吐涎沫而又感到头目眩晕,这是由于水饮停留的缘故,用五苓散主治。

附方

《外台》茯苓饮　治心胸中有停痰宿水,自吐出水后,心胸间虚气,满不能食,消痰气,令能食。

茯苓　人参　白术各三两　枳实二两　橘皮二两半　生姜四两

上六味,水六升,煮取一升八合,分温三服,如人行八九里进之。

咳家,其脉弦,为有水,十枣汤主之。方见上。

【语译】 素有咳嗽的病人,如果脉象弦,往往多是水饮所致,用十枣汤主治。

夫有支饮家,咳烦,胸中痛者,不卒死,至一百曰[或]一岁,宜十枣汤。方见上。

【语译】 素有支饮的病人,咳嗽烦闷而胸中疼痛的,如果不突然死亡,就可延续到一百天,或者延至一年以上,可以用十枣汤主治。

久咳数岁,其脉弱者,可治;实大数者,死。其脉虚

者必苦冒，其人本有支饮在胸中故也，治属饮家。

【语译】 痰饮咳嗽数年不愈，病人脉象虚弱的，一般可以治疗；如果脉象实大而数的，这是病变严重，预后不好。如果脉象虚的，必然会出现头目昏晕，这是病人原有支饮停留在胸中的缘故，应该采用治饮的方法进行治疗。

咳逆，倚息不得卧，小青龙汤主之。 方见上及肺痈中。

【语译】 病人咳嗽气逆，倚床呼吸而不能平卧，可用小青龙汤主治。

青龙汤下已，多唾口燥，寸脉沉，尺脉微，手足厥逆，气从小腹上冲胸咽，手足痹，其面翕热如醉状[1]，因复下流阴股[2]，小便难，时复冒者，与茯苓桂枝五味子甘草汤，治其气冲。

桂苓五味甘草汤方

茯苓四两　桂枝四两，去皮　甘草三两，炙　五味子半升

上四味，以水八升，煮取三升，去滓，分三温服。

注[1]面翕热如醉状：面部微微发热，如酒醉之状。

[2]下流阴股：谓冲气向下，流到两腿的内侧。

【语译】 病人服小青龙汤以后，出现痰唾很多，口中干燥，脉象寸沉尺微，手足厥冷，自觉有气从小腹上冲到胸部和咽部，手足麻痹不仁，面部轰热像喝醉酒的样子。接着冲气又向下流到两腿的内侧，小便难，常常有昏眩的现象，用茯苓桂枝五味子甘草汤以治疗冲气上逆之证。

冲气即低，而反更咳，胸满者，用桂苓五味甘草汤，去桂加干姜、细辛，以治其咳满。

苓甘五味姜辛汤方

茯苓四两　甘草　干姜　细辛各三两　五味子半升

上五味，以水八升，煮取三升，去滓，温服半升，日三服

【语译】 服用桂苓五味甘草汤后，冲逆之气平下去了，但出现了胸中胀满，咳嗽加剧，用桂苓五味甘草汤去桂枝加干姜、细辛，来治疗其咳嗽和胸中胀满。

咳满即止，而更复渴，冲气复发者，以细辛、干姜为热药也。服之当遂渴，而渴反止者，为支饮也。支饮者，法当冒，冒者必呕，呕者复内半夏，以去其水。

桂苓五味甘草去桂加干姜细辛半夏汤方

茯苓四两　甘草　细辛　干姜各二两　五味子　半夏各半升

上六味，以水八升，煮取三升，去滓，温服半升，日三服。

【语译】 服苓甘五味姜辛汤后，咳嗽与胸满已止，却又出现口渴，这是冲气复发的缘故，因为细辛干姜属热性药物，服了应当口渴。现在反而不渴，那是属于支饮范围。支饮病人理应头目昏眩，昏眩的人必定呕吐，如果呕吐的再加半夏以去心下水饮。

水去呕止，其人形肿者，加杏仁主之。其证应内麻黄，以其人遂痹，故不内之。若逆而内之者，必厥。所以然者，以其人血虚，麻黄发其阳故也。

苓甘五味加姜辛半夏杏仁汤方

茯苓四两　甘草三两　五味子半升　干姜三两　细辛三两　半夏半升　杏仁半升，去皮尖

上七味，以水一斗，煮取三升，去滓，温服半升，日

三服。

【语译】 水饮消除，呕吐亦止，病人却出现身形浮肿，可在前方中加杏仁治疗，照理可用麻黄，但由于病人原有手足麻痹，所以不用。如果违反病情而误用麻黄，必定会出现四肢厥冷的现象。之所以如此，是因为病人血虚，麻黄发越阳气，而能耗阴伤阳的缘故。

若面热如醉，此为胃热上冲，熏其面，加大黄以利之。

茯甘五味加姜辛半杏大黄汤方

茯苓四两　甘草三两　五味子半升　干姜三两　细辛三两　半夏半升　杏仁半升　大黄三两

上八味，以水一斗，煮取三升，去滓，温服半升，日三服。

【语译】 如果病人面部轰热，像喝醉了酒似的，这是胃热上冲熏蒸面部的缘故。应该在前方中加大黄以清利胃热。

先渴后呕，为水停心下，此属饮家，小半夏茯苓汤主之。方见上。

【语译】 先有口渴而后出现呕吐，是水饮停于心下，这是饮病病人常有的现象，用小半夏茯苓汤主治。

消渴小便利[《衍义》作"不利"，可从。]淋病脉证并治第十三

脉证九条　方六首

【提要】 本篇阐述消渴、小便不利、淋三病的脉证与治疗。

消渴为渴而消水。所论除消渴病外，亦论热病所致口渴证，以作比较。并示消渴病理、脉证及治疗。

小便不利为多种疾病的证候。淋病以小便淋沥不畅为主,本篇示其证候及治疗禁忌。

厥阴之为病,消渴[1],气上冲心,心中疼热,饥而不欲食,食即吐,下之不肯止。

注[1]消渴:一作症状,即渴饮无度;一作病名,即消渴病。此系前者。

【语译】 厥阴病所表现的症状是:口渴饮水,气向上冲心,心窝部疼痛灼热,有饥饿感觉,但又不想进食,进食后就吐,如果用了泻下药,就会腹泻不止。

寸口脉浮而迟,浮即为虚,迟即为劳,虚则卫气不足,劳则荣气竭。趺阳脉浮而数,浮即为气,数即消谷而大坚[1],一作紧。气盛则溲数,溲数即坚,坚数相搏,即为消渴。

注[1]大坚:即大便坚硬。

【语译】 寸口脉象浮而且迟,脉浮属虚,脉迟为劳,虚是卫气不足的表现,而劳是营气衰竭的现象。趺阳脉是足阳明之脉,如果见浮而且数,脉浮说明胃中火气盛,脉数表明胃热,就容易消谷食而大便坚硬,胃气盛就会小便频多,小便越多,大便就越坚。便坚与溲数并见,就是消渴病。

男子消渴,小便反多,以饮一斗,小便一斗,肾气丸主之。方见脚气中。

【语译】 男子患消渴病,小便反而增多,饮水一斗,小便也有一斗,用肾气丸主治。

脉浮,小便不利,微热消渴者,宜利小便、发汗,五苓散主之。

【语译】 病人脉象浮,小便不畅利,有轻微的发热而且口渴的,在治法上应该通利小便和发汗,可用五苓散主治。

渴欲饮水,水入则吐者,名曰水逆,五苓散主之。方
见上。

【语译】 口渴想饮水,但饮水后就吐的,名叫水逆,用五苓
散主治。

渴欲饮水不止者,文蛤散主之。

文蛤散方

文蛤五两

上一味,杵为散,以沸汤五合,和服方寸匕。

【语译】 口渴想饮水,饮水后渴仍不止的,用文蛤散主治。

淋之为病,小便如粟状[1],小腹弦急[2],痛引脐中。

注[1]小便如粟状:为小便排出细小如米屑、粟米样物。
　[2]弦急:即拘急。

【语译】 淋病的症状,是小便色白,有细小如粟米样物排
出,小腹部拘紧而急,疼痛牵引到脐中。

趺阳脉数,胃中有热,即消谷引食,大便必坚,小便
即数。

【语译】 趺阳部脉见数,是胃中有热,所以就消谷善饥而
多饮,大便必定坚硬,小便频数。

淋家不可发汗,发汗则必便血[1]。

注[1]便血:此处指小便出血。

【语译】 素患淋证的人,不可以用发汗的方法,如果发汗,
必然要引起小便出血。

小便不利者,有水气,其人若渴,用栝蒌瞿麦丸主之。

栝蒌瞿麦丸方

栝蒌根二两　茯苓　薯蓣各三两　附子一枚,炮　瞿麦一两

上五味，末之，炼蜜丸梧子大，饮服三丸，日三服。不知，增至七八丸，以小便利，腹中温为知。

【语译】　小便不畅利的病人，是由于内有水气停留，病人感到口渴的，用栝蒌瞿麦丸主治。

小便不利，蒲灰散主之，滑石白鱼散、茯苓戎盐汤并主之。

蒲灰散方

蒲灰七分　滑石三分

上二味，杵为散，饮服方寸匕，日三服。

滑石白鱼散方

滑石二分　乱发二分,烧　白鱼二分

上三味，杵为散，饮服半钱匕，日三服。

茯苓戎盐汤方

茯苓半斤　白术二两　戎盐弹丸大,一枚

上三味，先将茯苓、白术煎成，入戎盐，再煎，分温三服。

【语译】　小便不畅利，可以根据病情，分别选用蒲灰散、滑石白鱼散、茯苓戎盐汤治疗。

渴欲饮水，口干舌燥者，白虎加人参汤主之。方见中暍。

【语译】　口渴想喝水，口舌干燥的，用白虎加人参汤主治。

脉浮发热，渴欲饮水，小便不利者，猪苓汤主之。

猪苓汤方

猪苓去皮　茯苓　阿胶　滑石　泽泻各一两

上五味，以水四升，先煮四味，取二升，去滓，纳胶烊消，温服七合，日三服。

【语译】　脉象浮而又发热，口渴想饮水，小便不畅利的，用猪苓汤主治。

水气病脉证并治第十四

论七首　脉证五条　方八首

【提要】　本篇阐论水气病，即今水肿病的脉证与治疗。分风水、皮水、正水、石水、黄汗五种，以风水、皮水为主。治疗以腰以上肿发汗，腰以下肿利小便及可下为原则。

有心水、肝水、肺水、脾水、肾水及水分、血分和气分之别，此皆向源异流，须据证详辨。

师曰：病有风水、有皮水、有正水、有石水、有黄汗。风水其脉自浮，外证骨节疼痛，恶风；皮水其脉亦浮，外证胕肿[1]，按之没指，不恶风，其腹如鼓，不渴，当发其汗；正水其脉沉迟，外证自喘；石水其脉自沉，外证腹满不喘；黄汗其脉沉迟，身发热，胸满，四肢头面肿，久不愈，必致痈脓。

注[1]胕肿：即浮肿。

【语译】　老师说：水气病有风水、皮水、正水、石水、黄汗五种。风水脉象是浮的，外表症状有骨节疼痛、怕风；皮水脉象也是浮的，外表症状有凹陷状浮肿、不怕风、腹胀大如鼓、不渴，治疗时都应使病人发汗；正水的脉象沉迟，外表症状有气喘；石水的脉象沉，外表症状为腹部胀满而不喘；黄汗脉象沉迟，身体发热，胸中胀满，四肢、头部及颜面都浮肿，如久不愈，则可发生痈脓。

脉浮而洪，浮则为风，洪则为气，风气相搏，风强则为瘾疹，身体为痒，痒为泄风[1]，久为痂癞[2]。气强则为水，难以俛仰[3]。风气相击，身体洪肿[4]，汗出乃愈，恶风则虚，此为风水；不恶风者，小便通利，上焦有寒，其口多涎，此为黄汗。

注[1]泄风：谓身体痒多汗，是风邪外出的现象，属癞的初期症状。

[2]痂癞：指结痂的癞病，症状是眉发稀少，身有干疮而腥臭。

[3]俛仰：即俯仰。

[4]洪肿：周身都浮肿得很厉害的意思。

【语译】 脉象浮而洪，浮是风，洪是气，风和气相搏不解，风比气强，就要身体作痒，皮肤就会出疹子，这是风邪外出的迹象，长久就会成为痂癞病。若是气比风强，就呈现水气病的症状。只要能恰当的用汗法，也会痊愈的。浮肿怕风的是表虚，这是风水；浮肿不恶风，上焦有寒气，且小便通利、口多涎的是黄汗病。

寸口脉沉滑者，中有水气，面目肿大，有热，名曰风水。视人之目窠上微拥[1]，如蚕新卧起状，其颈脉[2]动，时时咳，按其手足上，陷而不起者，风水。

注[1]目窠上微拥：即指两眼胞微肿。

[2]颈脉：指足阳明人迎脉，在喉结两旁。

【语译】 寸口部位脉现沉滑的，是身体里面有水气，面目浮肿而发热，这叫做风水。看到病人两眼胞微肿，有如眠蚕新起的样子，颈部的脉管跳动，时常咳嗽，按病人的手部或足部皮肤陷下去而失去弹性的，是风水。

太阳病，脉浮而紧，法当骨节疼痛，反不疼，身体反重而酸,其人不渴,汗出即愈,此为风水。恶寒者,此为极虚,发汗得之。

渴而不恶寒者,此为皮水。

身肿而冷,状如周痹[1],胸中窒,不能食,反聚痛,暮躁不得眠,此为黄汗,痛在骨节。

咳而喘,不渴者,此为脾[作"肺",可以。]胀,其状如肿,发汗即愈。

然诸病此者,渴而下利,小便数者,皆不可发汗。

注[1]周痹:病名,为痹证的一种。因气虚,风寒湿邪侵入血脉、肌肉所致,症见周身疼痛,沉重麻木,项背拘急,脉濡涩。

【语译】 太阳病,脉象浮而紧的,按理应当骨节疼痛,但不疼痛,身体反而感到沉重酸楚,口不渴,这时出汗就会痊愈,这是风水。出汗后怕冷的。这是由于身体极虚而又发汗所致。

口渴而不怕冷的,是皮水。

身体肿胀而发冷,症状像周痹,胸中闷塞,不能进食,疼痛反而聚集在关节部分,傍晚时躁扰不安,不能睡眠,这是黄汗,痛的部位在骨节。

咳嗽而气喘,口不渴的,这是肺胀,其症状像水肿病,发汗就会痊愈。

然而所有生水气病的人,如果口渴而腹泻,小便次数多的,都不能用发汗法治疗。

里水者,一身面目黄肿[1],其脉沉,小便不利,故令病水。假如小便自利,此亡津液,故令渴也。越婢加术汤主之。 方见中风。

注[1]黄肿:即浮肿甚的意思。

【语译】 水积于里的主要证象是全身头面眼部浮肿得很厉害,脉象沉,由于小便不利,所以使人患水肿病。如果小便通利，这是病人水虽去而津液受伤，所以产生口渴。应该用越婢加术汤来主治。

跌阳脉当伏，今反紧，本自有寒，疝瘕[1]，腹中痛，医反下之，下之即胸满短气。

注[1]疝瘕：疝是指寒疝，为一种阴寒性腹痛；瘕是腹中积块疼痛，或聚或散，没有定形定处。

【语译】 跌阳的脉象应当伏，现在反而出现紧象，这是身体内部本来有寒的缘故，如寒疝痛、瘕病、肚子痛等，应当用温药治疗，如果反用苦寒攻下，则寒者愈寒，下焦阴寒上潜为胸满；虚者更虚，上焦之气下陷，而成短气。

跌阳脉当伏，今反数，本自有热，消谷小便数，今反不利，此欲作水。

【语译】 跌阳的脉象应当伏，现在反而出现数象，这是身体内部本来有热的缘故，热则消谷，小便次数多，现在小便反而不通畅，这是要发生水气病。

寸口脉浮而迟，浮脉则热，迟脉则潜[1]，热潜相搏[2]，名曰沉[3]。跌阳脉浮而数，浮脉即热，数脉即止[4]，热止相搏[5]，名曰伏[6]。沉伏相搏，名曰水。沉则络脉虚，伏则小便难，虚难相搏，水走皮肤，即为水矣。

注[1]潜：潜藏的意思。

[2]热潜相搏：是谓热有内伏之势而无外发之机。

[3]沉：沉而不举的意思。

[4]止：伏止的意思。

[5]热止相搏：是谓热有留滞之象，而无运行之道。

[6]伏：是沉伏的意思。

【语译】 寸口的脉象浮而兼迟，脉浮为热，脉迟为潜，热和潜相互搏击，名为沉。跌阳的脉象浮而兼数，脉浮便是邪热，数脉即是卫气伏止于下,热与止互相搏击,名为伏。沉和伏相搏击名为水。沉为营血虚而络脉空虚,伏为阳气不化而小便难,虚与难互相搏击,使水气停留,不从小便排泄,因而泛滥皮肤,就形成水气病了。

寸口脉弦而紧,弦则卫气不行,即恶寒,水不沾流[1],走于肠间。

少阴脉紧而沉,紧则为痛,沉则为水,小便即难。

脉得诸沉,当责有水,身体肿重。水病脉出[2]者死。

注[1]水不沾流:意即水液不能循常道流行。

　[2]脉出:指脉暴出而无根。

【语译】 寸口脉象弦而兼紧,脉弦是卫气运行不畅,因而有怕冷的感觉,水液不能循常道流行,反而下行潴留肠间,形成水气病。

少阴脉的脉象紧而沉,脉紧主疼痛,脉沉为水气,脉紧而沉是寒自内生,因而气化失职,致小便困难。

诊到沉的脉象,应当是有水气,身体必肿胀沉重。如果水病脉象暴出而无根的,属于难治的危证。

夫水病人,目下有卧蚕[1],面目鲜泽,脉伏,其人消渴。病水腹大,小便不利,其脉沉绝[2]者,有水,可下之。

注[1]目下有卧蚕:形容眼胞肿,像有蚕躺在上面一样。

　[2]脉沉绝:是形容脉甚沉,并不是说真正欲绝。

【语译】 水气病的患者,下眼胞浮肿,好像有蚕在那里躺着,面目部肿得光亮润泽,脉象沉伏,病人口渴而饮水很多。患水气病而肚子胀大,小便不利,脉象沉得很难按到,这是里有水气,可用下法治疗。

问曰：病下利后，渴饮水，小便不利，腹满因[作"阴"，可从。]肿者，何也？答曰：此法当病水，若小便自利及汗出者，自当愈。

【语译】 问：下利以后，口渴要喝水，小便不利，肚子胀满，前阴部水肿，这是什么道理呢？回答说：这依理要发水肿病，如果小便通利以及有汗出的，自然会痊愈。

心水者，其身重而少气，不得卧，烦而躁，其人阴肿。

肝水者，其腹大，不能自转侧，胁下腹痛，时时津液微生，小便续通。

肺水者，其身肿，小便难，时时鸭溏。

脾水者，其腹大，四肢苦重，津液不生，但苦少气，小便难。

肾水者，其腹大，脐肿腰痛，不得溺，阴下湿如牛鼻上汗，其足逆冷，面反瘦。

【语译】 心受到水气侵凌的患者，他的身体感到沉重，呼吸无力，不能平卧，烦躁，阴囊肿大。

肝受到水气侵凌的患者，他的腹部膨大，自己不能转动，胁下腹部疼痛，口中常微微的产生津液，小便有时不利，有时续通利。

肺受到水气侵凌的患者，他的身体浮肿，小便困难，时常大便溏泄，像鸭的水粪夹杂而下。

脾受到水气侵凌的患者，他的腹部膨大，四肢很沉重，津液不能产生，但感到呼吸无力，小便困难。

肾受到水气侵凌的患者，他的腹部膨大，脐部也肿，腰痛而小便不利，前阴潮湿好像牛鼻子上的汗一样，足部逆冷，面部反而消瘦。

师曰：诸有水者，腰以下肿，当利小便；腰以上肿，当发汗乃愈。

【语译】 老师说：治疗水气病的原则，是腰部以下浮肿的，应当用利小便的治法；腰部以上浮肿的，应当用发汗的治法才会痊愈。

师曰：寸口脉沉而迟，沉则为水，迟则为寒，寒水相搏，趺阳脉伏，水谷不化，脾气衰则鹜溏，胃气衰则身肿。少阳[1]脉卑[2]，少阴脉细，男子则小便不利，妇人则经水不通；经为血，血不利则为水，名曰血分。

注[1]少阳：是指和髎部位之脉。在上耳角根之前，鬓发之后，即耳门微前上方。

　[2]脉卑：是指脉按之沉而弱，表示营血不足。

【语译】 老师说：寸口的脉象沉而迟，沉是水，迟是寒，寒水相结，影响脾胃的阳气，所以趺阳的脉象变伏。脾气衰弱不能运化水谷，于是像鸭的大便水粪夹杂而下；胃气衰弱，于是身体浮肿。少阳脉象沉而无力，少阴肾的脉象细，在男子则为小便不利，在女子则为经水不通。月经的来源是血，经闭后发生水肿病，显然与血有关，故称为血分。

师曰：寸口脉沉而数，数则为出，沉则为入，出则为阳实，入则为阴结。趺阳脉微而弦，微则无胃气，弦则不得息。少阴脉沉而滑，沉则为在里，滑则为实，沉滑相搏，血结胞门，其藏不泻，经络不通，名曰血分。

【语译】 寸口脉数主阳邪，沉主阴邪。数出沉入是阳外阴内，说明阳实阴结。趺阳脉微，是胃气虚极，其弦是肝血凝结而气不得畅，致呼吸欠正常的"不得息"。少阴脉沉主里有阴邪，滑主实邪，而见于少阴肾与膀胱之部，足证血结胞门，凝聚不通，成为水病血分之另一证候。

问曰：病有血分，水分，何也？师曰：经水前断后病水，名曰血分，此病难治；先病水，后经水断，名曰水分，此病易治。何以故？去水，其经自下。

【语译】 问：血分和水分是两种什么病呢？老师说：血分就是月经先停止，然后发生水肿的病，比较难治。水分就是先发生水肿，然后月经停止的病，比较容易治疗。为什么水分病容易治疗呢？因为水去经血就会自行。

问曰：病者苦水，面目身体四肢皆肿，小便不利，脉之，不言水，反言胸中痛，气上冲咽，状如炙肉[1]，当微咳喘，审如师言，其脉何类？

师曰：寸口脉沉而紧，沉为水，紧为寒，沉紧相搏，结在关元，始时当微，年盛不觉，阳衰之后，荣卫相干[2]阳损阴盛，结寒微动，肾气上冲，喉咽塞噎，胁下急痛。医以为留饮，而大下之，气击不去，其病不除。后重吐之，胃家虚烦，咽燥欲饮水，小便不利，水谷不化，面目手足浮肿。又与葶苈丸下水，当时如小差，食饮过度，肿复如前，胸胁苦痛，象若奔豚，其水扬溢，则浮咳[3]喘逆。当先攻击冲气令止，乃治咳；咳止，其喘自差。先治新病，病当在后[4]。

注[1]状如炙肉：是形容咽喉部如有烤过的肉块梗塞一样的感觉。

[2]荣卫相干：指营卫不相和谐，流行不畅。

[3]浮咳：指水气上浮，迫肺作咳。

[4]先治新病，病当在后：意即先治其冲气，后治其水病。

【语译】 问：水气病的患者，面目身体四肢都浮肿，小便不

利,老师在按脉诊病的时候,不说是水气,反而说胸中疼痛,气
上冲咽,咽中好像有一块烤肉梗塞的感觉,应该有微微咳嗽气
喘。病情如果像老师所说的那样,病人脉象是怎样的呢?老师
说:寸口脉象沉而紧,沉是水,紧是寒,水和寒连在一起,凝结
在下焦。在水寒开始凝结的时候,是轻微的,而且年龄又正在
少壮,也就不感觉怎样,等到年纪大了,阳气衰弱之后,营卫都
虚,阳气日衰,阴邪日盛,这样凝结在下焦的水寒微微窜动,肾
中的寒气上冲,以致咽喉的气不通利,胁下拘急疼痛。医生认
为是留饮病,因而大用攻下的药品,上冲的寒气不仅没有去掉,
正气反被药的攻击而受伤,因此病情没有消除。后来又用催吐
的方法,反使胃气虚而烦闷,咽中干燥想喝水,小便不利,饮食
不消化,面目手足浮肿。医生又给病人服葶苈丸攻下其水,当
时好像浮肿略微减轻些,由于饮食过多,浮肿又像以前那样厉
害,胸胁部感到疼痛,病情好像奔豚。水气向上泛滥,影响到肺
就会发生咳嗽,甚至喘息。此时治疗方法,应当首先平其冲气,
使它停止,然后治其咳嗽,咳嗽止,喘息自然痊愈。先治冲气咳
嗽等新病,水气旧病的根治应当在新病愈后再进行治疗。

· 风水,脉浮身重,汗出,恶风者,防己黄芪汤主之。
腹痛加芍药。

防己黄芪汤方 见湿病中。

【语译】 风水病,脉象浮,身体沉重,汗出怕风的,用防己
黄芪汤主治。腹痛的再加芍药。

风水,恶风,一身悉肿,脉浮不渴,续自汗出,无大
热,越婢汤主之。

越婢汤方

麻黄六两　　石膏半斤　　生姜三两　　大枣十五枚　　甘草二两

上五味，以水六升，先煮麻黄，去上沫，内诸药，煮取三升，分温三服。恶风者，加附子一枚，炮；风水加术四两。《古今录验》。

【语译】 风水病，怕风，全身都浮肿，脉象浮而口不渴，连续不断的自汗出，全身没有大热，用越婢汤主治。

皮水为病，四肢肿，水气在皮肤中，四肢聂聂动[1]者，防己茯苓汤主之。

防己茯苓汤方

防己三两　黄芪三两　桂枝三两　茯苓六两　甘草二两

上五味，以水六升，煮取二升，分温三服。

注[1]聂聂动：指轻微跳动。

【语译】 皮水这种病，四肢浮肿，水气流溢在皮肤中，四肢肌肉轻微跳动的，用防己茯苓汤主治。

里水，越婢加术汤主之；甘草麻黄汤亦主之。

越婢加术汤方 见上于内加白术四两，又见脚气中。

甘草麻黄汤方

甘草二两　麻黄四两

上二味，以水五升，先煮麻黄，去上沫，内甘草，煮取三升，温服一升，重覆汗出[1]，不汗，再服。慎风寒。

注[1]重覆汗出：谓再盖以被子，使之汗出。

【语译】 水积于里，用越婢加术汤主治；也可用甘草麻黄汤主治。

水之为病，其脉沉小，属少阴；浮者为风。无水虚胀者，为气。水，发其汗即已，脉沉者宜麻黄附子汤；浮者宜杏子汤。

麻黄附子汤方

麻黄三两　甘草二两　附子一枚,炮

上三味,以水七升,先煮麻黄,去上沫,内诸药,煮取二升半,温服八分,　日三服。

杏子汤方 未见,恐是麻黄杏仁甘草石膏汤。

【语译】　水肿病,脉象沉小的,属于少阴;脉象浮的,是外兼风邪,没有水的虚胀是气病。水肿病发汗就会好,如脉象沉的,宜用麻黄附子汤;脉象浮的宜用杏子汤。

厥而皮水[1]者,蒲灰散主之。 方见消渴中。

注[1]厥而皮水:指水邪外盛,隔其身中之阳,不行于四肢,而见四肢厥冷及皮水之症状。

【语译】　患皮水而四肢厥冷的,用蒲灰散主治。

问曰:黄汗之为病,身体肿,一作重。发热汗出而渴,状如风水,汗沾衣,色正黄如蘗汁,脉自沉,何从得之?师曰:以汗出入水中浴,水从汗孔入得之,宜芪芍桂酒汤主之。

黄芪芍药桂枝苦酒汤方

黄芪五两　芍药三两　桂枝三两

上三味,以苦酒一升,水七升,相和,煮取三升,温服一升,当心烦,服至六七日乃解;若心烦不止者,以苦酒阻故也。 一方用美酒醯,代苦酒。

【语译】　问:黄汗这种病,身体浮肿,发热出汗而口渴,病状好像风水,汗液沾染衣服,颜色正黄像柏汁,脉象是沉的,是什么原因得这种疾病的呢?老师说:因为出汗时,进入水中洗澡,水从汗孔渗入肌肤而得了这种病,应该用芪芍桂酒汤来主治。

黄汗之病，两胫自冷；假令发热，此属历节。食已汗出，又身常暮[作"卧"，可从。]盗汗出者，此劳气也。若汗出已反发热者，久久其身必甲错；发热不止者，必生恶疮。若身重，汗出已辄轻者，久久必身瞤，瞤即胸中痛，又从腰以上必汗出下无汗，腰髋弛痛，如有物在皮中状，剧者不能食，身疼重，烦躁，小便不利，此为黄汗，桂枝加黄芪汤主之。

桂枝加黄芪汤方

桂枝　芍药各三两　甘草二两　生姜三两　大枣十二枚
黄芪二两

上六味，以水八升，煮取三升，温服一升，须臾[1]饮热稀粥一升余，以助药力，温服取微汗；若不汗，更服。

注[1]须臾：即一会儿。

【语译】　黄汗这种病，两小腿寒冷，假如两小腿发热，这是历节。吃了饭淌汗，又身体时常在晚上盗汗的，这是劳气；如果在汗出以后，反发热的，日子长了，皮肤必然干枯粗糙，出现鳞甲交错状，身上发热不止的，必然要生恶疮。如身体沉重，汗出以后，往往感觉轻快的，日子长了，身上的肌肉必然会抽动，肌肉抽动时就胸中疼痛，又从腰以上必然出汗，腰以下没有汗，腰部和髀上无力而疼痛。皮肤好像有虫在里面爬行的感觉。病势剧烈的不能进食，身体疼痛沉重，心烦而躁动不安，小便不利，这是黄汗，用桂枝加黄芪汤主治。

师曰：寸口脉迟而涩，迟则为寒、涩为血不足。趺阳脉微而迟，微则为气，迟则为寒，寒气不足，则手足逆冷，手足逆冷，则荣卫不利，则腹满胁[作"肠"，可从。]鸣相逐，气转膀胱，荣卫俱劳；阳气不通，即身冷，阴气不通，即骨疼，阳前通[1]，则恶寒，阴前通，则痹不仁；阴阳相得，其气乃行，大气[2]一转，其气乃散；实则失气，虚者遗尿，名曰气分。

注[1]前通：即断绝流通之意。下同。

[2]大气：指膻中之宗气。

【语译】 老师说：寸口部的脉象迟而兼涩，迟是寒，涩是血不足。趺阳部的脉象微而迟，微是正气不足，迟是里有寒。有寒而正气不足，于是手足发冷；手足发冷，则荣卫运行不利，荣卫运行不利，则腹部胀满，肠鸣不止，寒气转入膀胱。如荣卫都虚，阳气虚而不流通，即身体不温，阴气虚而不流通，即骨节感到疼痛。阳气断绝流通则怕冷，阴气断绝流通则麻痹，阴气跟阳气互相结合，阴阳二气才能正常的流行。胸中宗气一流转，寒气就会消散。实证的邪气，由于失气排泄，虚证的邪气，由于遗尿而从小便排出，这种疾病称为气分病。

气分，心下坚，大如盘，边如旋杯[1]，水饮所作。桂枝去芍药加麻辛附子汤主之。

桂枝去芍药加麻黄细辛附子汤方

桂枝三两　生姜三两　甘草二两　大枣十二枚　麻黄细辛各二两　附子一枚,炮

上七味，以水七升，煮麻黄，去上沫，内诸药，煮取二升，分温三服，当汗出，如虫行皮中，即愈。

注[1]旋杯：指心下坚大如盘子的形状，按之虽外坚而内如无物，故又叫复杯。

【语译】 气分的疾病，心下坚硬像盘子那样大，边像圆形的复杯，这是由于水饮而发作的疾病，用桂枝去芍药加麻辛附子汤主治。

心下坚大如盘，边如旋盘，水饮所作，枳术汤主之。

枳术汤方

枳实_{七枚}　白术_{二两}

上二味，以水五升，煮取三升，分温三服，腹中软，即当散也。

【语译】　心下坚硬像盘那样形状，边又像圆盘那样硬，这是由于水饮而导致的疾病，用枳术汤主治。

附方

《外台》防己黄芪汤　治风水，脉浮为在表，其人或头汗出，表无他病，病者但下重，从腰以上为和，腰以下当肿及阴，难以屈伸。_{方见风湿中。}

黄疸病脉证并治第十五

论二首　脉证十四条　方七首

【提要】　本篇阐论黄疸病脉证及治法。黄疸病以身目发黄为其主证。有黄疸、谷疸、酒疸、女劳疸之分，其因有湿热、寒湿、火劫、燥结、女劳以及虚黄等，但以湿热为多。治疗以清热利湿为主，诸法贯穿其中。

寸口脉浮而缓，浮则为风，缓则为痹，痹非中风。四肢苦烦，脾色必黄，瘀热以行。

【语译】　寸口部位的脉象浮而且缓，脉浮主风，脉缓为湿邪痹阻，这不是中风的"风痹"证。本病只是感觉四肢烦扰不舒，皮肤黄染，这是脾之瘀热行于肌表之故。

趺阳脉紧而数，数则为热，热则消谷，紧则为寒，食即为满。尺脉浮为伤肾，趺阳脉紧为伤脾。风寒相搏，食谷即眩，谷气不消，胃中苦浊，浊气下流，小便不通，阴被其寒，热流膀胱，身体尽黄，名曰谷疸。额上黑，微汗出，手足中热，薄暮即发，膀胱急，小便自利，名曰女劳疸；腹如水状不治。心中懊憹而热，不能食，时欲吐，名曰酒疸。

【语译】 趺阳部位的脉象紧而且数，脉数是胃热，胃热则能食消谷善饥；脉紧是脾寒，脾不运化，所以食后感到胀满。尺脉浮为肾虚有热，趺阳脉紧是寒伤于脾。风与寒相互结合，进食后就感到头眩，食物不能很好的消化，胃中为湿热所苦，湿热之气下流膀胱，小便就不通畅。由于足太阴脾感受寒湿，又夹胃热下流膀胱，故全身发黄，这种病叫谷疸。头额部位发黑，微微出汗，每到傍晚就感觉手足心发热，膀胱拘急不舒而小便通利的，这种病叫女劳疸；如果腹部胀满好像里面有水一样，就难以治疗。病人心胸中郁闷不安而感到烦热，不能进食，时时想呕吐的，叫酒疸。

阳明病，脉迟者，食难用饱，饱则发烦头眩，小便必难，此欲作谷疸。虽下之，腹满如故，所以然者，脉迟故也。

【语译】 患阳明病而脉象迟的，是胃中寒而不能腐熟水谷，所以不能饱食，饱食后就会发生烦闷、头晕，同时小便必然不通畅，这是将要发生谷疸的征象。虽然用了攻下法治疗，但腹部仍然胀满，这种病情的原因，是由于脉迟的缘故。

夫病酒黄疸，必小便不利，其候心中热，足下热，是其证也。

【语译】 患酒疸的病人，必然小便不畅利，他的证候是心中热,足下热,这就是酒黄疸的病证。

酒黄疸者,或无热,靖言了了[1],腹满欲吐,鼻燥,其脉浮者,先吐之;沉弦者,先下之。

注[1]靖言了了:靖,古静字。指病人神情安静,语言不乱。

【语译】 患酒黄疸的病人,有的不发热,神情安静,语言不乱,只仅仅是腹部胀满,想呕吐,鼻孔干燥。如果脉象浮的,宜先用吐法;脉象沉弦的,宜先用攻下法。

酒疸,心中热,欲呕者,吐之愈。

【语译】 患酒黄疸的病人,感觉心中热,想呕吐的,用吐法治疗,就可以痊愈。

酒疸下之,久久为黑疸,目青面黑,心中如啖蒜齑状[1],大便正黑,皮肤爪之不仁,其脉浮弱,虽黑微黄,故知之。

注[1]心中如啖(dàn 淡)蒜齑(jī 基)状:啖,是吃的意思,齑,指切碎的姜、蒜、韭菜等。借以形容胃中有灼热不舒的感觉。

【语译】 酒黄疸用了攻下法后,时间久了就会变成黑疸。病人两眼发青,面色发黑,心中像吃了姜、蒜等辛辣食物一样的灼热不舒感觉,大便发黑,搔抓皮肤,麻木不仁,没有感觉,脉象浮而且弱,皮肤虽黑,但微带黄色,所以知道是酒疸妄下之后的变证。

师曰:病黄疸,发热烦喘,胸满口燥者,以病发时,火劫其汗[1]两热所得[2]。然黄家所得,从湿得之。一身尽发热而黄,肚热,热在里,当下之。

注[1]火劫其汗:指用艾灸,温针或熏法等火攻之法,强迫出汗。

[2]两热所得:指火与热相互搏结。

【语译】 老师说:患黄疸病,有发热,心烦,气喘,胸中胀满，口中干燥的，是由于在发病之初，用火攻等方法，强迫出汗，以致热邪与火邪相互搏结而发生的。但是黄疸的发生，大多从湿邪而得。病人全身发热，而皮肤色黄，肚腹里有热，这是邪热在里，应当用攻下法治疗。

脉沉，渴欲饮水，小便不利者，皆发黄。

【语译】 脉现沉象，口渴想饮水，小便不通利的，都会发生黄疸。

腹满，舌痿黄，躁不得睡，属黄家。 舌痿疑作身痿。

【语译】 腹部胀满，身体皮肤发黄而不明润，烦躁而不能安睡，这是属于黄疸病。

黄疸之病，当以十八日为期，治之十日以上瘥，反极[作"剧"是。]为难治。

【语译】 黄疸这种病，应当以十八天作为痊愈的日期，治疗十天以上应当见好，如果反而加重就难治了。

疸而渴者，其疸难治；疸而不渴者，其疸可治。发于阴部[1]其人必呕；阳部[2]，其人振寒而发热也。

注[1]阴部：指脏腑之里。

　[2]阳部：指躯体外表。

【语译】 患黄疸病而口渴的，这种黄疸难治；患黄疸而口不渴的，这种黄疸可以治愈。病邪发于脏腑之里的，病人必然呕吐；病邪发于表的，病人就会寒战而发热。

谷疸之为病，寒热不食，食即头眩，心胸不安，久久发黄，为谷疸，茵陈蒿汤主之。

茵陈蒿汤方

茵陈蒿六两　栀子十四枚　大黄二两

上三味，以水一斗，先煮茵陈，减六升，内二味，煮取三升，去滓，分温三服。小便当利，尿如皂角汁状，色正赤，一宿腹减，黄从小便去也。

【语译】 谷疸这种病，恶寒发热，不思饮食，进食就会感觉头目昏眩，心胸部不安宁不舒适，时间久了，身体就发黄而成为谷疸，用茵陈蒿汤主治。

黄家日晡所发热，而反恶寒，此为女劳得之；膀胱急，少腹满，身尽黄，额上黑，足下热，因作黑疸，其腹胀如水状，大便必黑，时溏，此女劳之病，非水也。腹满者难治。用硝石矾石散主之。

硝石矾石散方

硝石   矾石烧,等分

上二味，为散，以大麦粥汁，和服方寸匕，日三服。病随大小便去，小便正黄，大便正黑，是候也。

【语译】 患黄疸病的人，多在傍晚前发热，若反而怕冷，这是由于女劳而得的病。膀胱部有迫急感，少腹部胀满，全身发黄，额上发黑，足心觉热，因而成为黑疸。病人腹部胀满如有水一样，大便必然是黑色，时常溏泄，这是由于女劳而得的病，不是水气病。腹部胀满的难治。用硝石矾石散主治。

酒黄疸，心中懊侬，或热痛，栀子大黄汤主之。

栀子大黄汤方

栀子十四枚   大黄一两   枳实五枚   豉一升

上四味，以水六升，煮取二升，分温三服。

【语译】 患了酒黄疸，出现心中烦闷不舒，或者感到心中灼热疼痛，用栀子大黄汤主治。

诸病黄家，但利其小便。假令脉浮，当以汗解之，宜桂枝加黄芪汤主之。方见水气病中。

【语译】 所有患黄疸病的人，只须通利其小便。但如果见脉浮的，就应当用发汗法治疗，宜用桂枝加黄芪汤主治。

诸黄，猪膏发煎主之。

猪膏发煎方

猪膏半斤　乱发如鸡子大三枚

上二味，和膏中煎之，发消药成，分再服，病从小便出。

【语译】 有些黄疸病，可以用猪膏发煎主治。

黄疸病，茵陈五苓散主之。 一本云茵陈汤，及五苓散并主之。

茵陈五苓散方

茵陈蒿末十分　五苓散五分，方见痰饮中

上二物和，先食饮方寸匕，日三服。

【语译】 有些黄疸病，可用茵陈五苓散主治。

黄疸腹满，小便不利而赤，自汗出，此为表和里实，当下之，宜大黄硝石汤。

大黄硝石汤方

大黄　黄柏　硝石各四两　栀子十五枚

上四味，以水六升，煮取二升，去滓，内消，更煮取一升，顿服。

【语译】 黄疸病腹部胀满，小便不畅而颜色发赤，身上有汗，这是表无外邪，里有实热，应当攻下，宜用大黄硝石汤主治。

黄疸病，小便色不变，欲自利，腹满而喘，不可除热，热除必哕。哕者，小半夏汤主之。 <small>方见痰饮中。</small>

【语译】 患黄疸病而小便颜色不变，且有泄泻的征兆，腹部胀满而气喘，不可以用寒药去除热邪，否则，热邪虽然除去，必然会引起呃逆。呃逆的可用小半夏汤主治。

诸黄，腹痛而呕者，宜柴胡汤。 <small>必小柴胡汤，方见呕吐中。</small>

【语译】 黄疸病，有腹部疼痛而呕吐的，宜用小柴胡汤治疗。

男子黄，小便自利，当与虚劳小建中汤。 <small>方见虚劳中。</small>

【语译】 男子发黄，小便自行通利的，应当给予治虚劳的小建中汤。

附方

瓜蒂汤 治诸黄。 <small>方见暍病中。</small>

《千金》麻黄醇酒汤 治黄疸。

麻黄<small>三两</small>

上一味，以美清酒五升，煮取二升半，顿服尽。冬月用酒，春月用水煮之。

惊悸吐衄下血胸满瘀血病脉证治第十六

脉证十二条 方五首

【提要】 本篇阐述惊、悸、吐血、衄血、下血及瘀血的证治。胸满仅为瘀血的症状。

惊与悸，虽为两证，然常并见，故合称之。

吐、衄、下血和瘀血，均属血证，其证有寒热虚实之分，治则有温凉补泻之异。

寸口脉动而弱，动即为惊，弱则为悸。

【语译】 寸口部位的脉象动摇不宁，而且兼见软弱无力，脉动是惊的表现，脉弱是悸的表现。

师曰：尺脉浮，目睛晕黄[1]，衄未止。晕黄去，目睛慧了[2]，知衄今止。

注[1]目睛晕黄：一是医生诊察所见，眼睛昏黄；二是指病人自觉视物昏黄。此指后者。

[2]目睛慧了：一说目睛清明；一说自觉视物明晰清楚。此指后者。

【语译】 老师说：尺部脉现浮象，视物昏黄不清，说明鼻出血尚未停止。目睛视物清晰，说明鼻出血已经停止。

又曰：从春至夏衄者太阳，从秋至冬衄者阳明。

【语译】 又说：从春季到夏季流鼻血的属于太阳，从秋季到冬季流鼻血的属于阳明。

衄家不可汗，汗出必额上陷，脉紧急，直视不能眴[1]，不得眠。

注[1]眴（shùn 舜）：指眼球转动。

【语译】 素有流鼻血的病人不可以发汗，否则因汗出必然引起额上两侧的脉陷而不起，筋脉紧急，两眼直视而眼球不能灵活转动，不能安眠。

病人面无色，无寒热。脉沉弦者，衄；浮弱，手按之绝者，下血；烦咳者，必吐血。

【语译】 病人面色㿠白，不恶寒发热。如果脉象沉弦的，是流鼻血；若见脉象浮弱，用手重按就断绝不现的，有下血证；如果出现心烦咳嗽的，就会吐血。

夫吐血，咳逆上气，其脉数而有热，不得卧者，死。

【语译】 吐血病人，如果出现咳嗽，气向上逆，脉象数而且发热，不能安睡的，一般预后不良。

夫酒客咳者，必致吐血，此因极饮过度所致也。

【语译】 长期饮酒的人，发生咳嗽，一定会引起吐血，这是因为饮酒过度所引起的。

寸口脉弦而大，弦则为减，大则为芤，减则为寒，芤则为虚，寒虚相击，此名曰革，妇人则半产漏下，男子则亡血。

【语译】 寸口部脉象弦而兼大，但似弦脉而重按又现衰减，像大脉而却又中空似芤脉，这种重按而衰减的弦脉见于寒证，大而中空的芤脉见于虚证，这种虚和寒相结合的脉象叫作革脉。妇女见到这种脉象，就可能有小产或非月经期间出血淋沥不断，男子见革脉就会患失血之类的疾病。

亡血不可发其表，汗出即寒栗而振。

【语译】 失血的病人，不可以发汗解表。汗出以后，就会出现怕冷而寒战。

病人胸满，唇痿舌青，口燥，但欲漱水不欲咽，无寒热，脉微大来迟，腹不满，其人言我满，为有瘀血。

【语译】 病人胸部胀满，口唇干枯而不润泽，舌发青，口中干燥，只想漱水但不想下咽，不发冷亦不发热，脉象微大而迟，腹部外形没有肿满，而病人自己感觉胀满，这是有瘀血的征象。

病者如热状，烦满，口干燥而渴，其脉反无热，此为阴伏[1]，是瘀血也，当下之。

注[1]阴伏：热伏于阴分称阴伏，此指瘀血而言。

【语译】 病人有像发热的样子，心烦胸满，口中干燥而渴，但反而没有发热的脉象，这是热伏于阴，是有瘀血，应当攻下。

火邪者,桂枝去芍药加蜀漆牡蛎龙骨救逆汤主之。

桂枝去芍药加蜀漆牡蛎龙骨救逆汤方

桂枝三两,去皮　　甘草二两,炙　　生姜三两　　牡蛎五两,熬

龙骨四两　　大枣十二枚　　蜀漆三两,洗去腥

上为末,以水一斗二升,先煮蜀漆,减二升,内诸药,煮取三升,去滓,温服一升。

【语译】　误用火劫发汗而引起的变证,用桂枝去芍药加蜀漆牡蛎龙骨救逆汤主治。

心下悸者,半夏麻黄丸主之。

半夏麻黄丸方

半夏　　麻黄等分

上二味,末之,炼蜜和丸,小豆大,饮服三丸,日三服。

【语译】　心下悸动的,用半夏麻黄丸主治。

吐血不止者;柏叶汤主之。

柏叶汤方

柏叶　　干姜各三两　　艾三把

上三味,以水五升,取马通汁一升,合煮取一升,分温再服。

【语译】　吐血不止的,用柏叶汤主治。

下血,先便后血,此远血也,黄土汤主之。

黄土汤方亦主吐血、衄血。

甘草　　干地黄　　白术　　附子炮　　阿胶　　黄芩各三两

灶中黄土半斤

上七味,以水八升,煮取三升,分温二服。

【语译】 便血,先下大便然后出血的,这称为远血,用黄土汤主治。

下血,先血后便,此近血也,赤小豆当归散主之。 方见狐惑中。

【语译】 便血,先下血然后下大便的,这称为近血,用赤小豆当归散主治。

心气不足,吐血,衄血,泻心汤主之。

泻心汤方亦治霍乱。

大黄二两　黄连　黄芩各一两

上三味,以水三升,煮取一升,顿服之。

【语译】 心之阴气不足,邪火有余而吐血、衄血的,用泻心汤主治。

呕吐哕下利病脉证治第十七

论一首　脉证二十七条　方二十三首

【提要】 呕吐、哕与下利有上逆、下泄之异,寒热虚实之别。呕吐与哕皆责之于胃气上逆,治宜平降。呕吐有虚寒、热、寒热相杂、水饮之分;治有大半夏汤的补、吴茱萸汤的温、大黄甘草汤的下、黄芩加半夏生姜汤的清、小柴胡汤的和、文蛤汤的汗等。

哕有虚寒、虚热、实热之别,治有橘皮汤之消、温。橘皮竹茹汤之清、补,以及酌下、酌消等。

下利有洞泄、肠澼之别。前者责之于脾气下陷,后者责之于热迫大肠。治有四逆汤之温,大、小承气汤之下,桃花汤之涩,白头翁汤之清、栀子豉汤之汗,以及利小便之消等。示治病求本,因势利导诸法。

夫呕家有痈脓,不可治呕,脓尽自愈。

【语译】 素有呕吐的病人,因内有痈脓所致,可不必治呕,脓尽则呕吐自止。

先呕却渴者,此为欲解;先渴却呕者,为水停心下,此属饮家。

呕家本渴,今反不渴者,以心下有支饮故也,此属支饮。

【语译】 先有呕吐后有口渴者,此为疾病将要痊愈;先口渴而后呕吐,为水饮停留于心下,这是属于饮病。

经常呕吐的人本来应当口渴,今反不渴,是心下有支饮的缘故,此属支饮病。

问曰:病人脉数,数为热,当消谷引食,而反吐者,何也?师曰:以发其汗,令阳微,膈气[1]虚,脉乃数,数为客热[2],不能消谷,胃中虚冷故也。

脉弦者虚也,胃气无余,朝食暮吐,变为胃反[3]。寒在于上,医反下之,今脉反弦,故名曰虚。

注[1]膈气:指胸中宗气。

[2]客热:指虚热或假热。

[3]胃反:此处指朝食暮吐,暮食朝吐的病证。

【语译】 问:病人脉现数象,数脉是有热之象,应当消谷善饥,现反呕吐,这是什么原因?老师答道:因为发其汗,导致阳气衰微,宗气虚弱,故脉数。此数为假热,故不能消谷,胃中虚冷之故。

脉弦属虚。由于胃中阳气所存无几,故早晨吃的东西到晚上会吐出来而成胃反病。因为寒在上，但医生却误用攻下，以致脉反现弦象，所以说这种脉弦属虚证。

寸口脉微而数，微则无气[1]，无气则荣虚；荣虚则血不足，血不足则胸中冷。

注[1]无气：此处指卫气不足。

【语译】 寸口部的脉微而数，脉微表示卫气不足，卫气不足，营气随之而虚；营气虚则血不足，血不足则可以产生胸中冷的症状。

跌阳脉浮而涩，浮则为虚，涩则伤脾，脾伤则不磨，朝食暮吐，暮食朝吐，宿谷不化，名曰胃反。脉紧而涩，其病难治。

【语译】 跌阳部位的脉象浮而涩，浮表示胃气虚，涩乃脾气受伤。脾伤则不能运化水谷，早晨吃进去的饮食，傍晚吐出来，傍晚吃进去的饮食，早晨吐出来，停留在胃中的食物不能消化，这就是胃反病。若脉呈紧而涩者，其病较难治愈。

病人欲吐者，不可下之。

【语译】 病人恶心欲吐，不可用攻下法。

哕而腹满，视其前后[1]，知何部不利，利之即愈。

注[1]前后：指大小便。

【语译】 呃逆而腹部胀满的，应审察其大小便，究竟是大便秘结，还是小便不通。只要通大便或利小便，呃逆就会痊愈。

呕而胸满者，茱萸汤主之。

茱萸汤方

吴茱萸一升　　人参三两　　生姜六两　　大枣十二枚

上四味,以水五升,煮取三升,温服七合,日三服。

【语译】 呕而胸部胀满的,用茱萸汤主治。

干呕[1]吐涎沫[2],头痛者,茱萸汤主之。方见上。

注[1]干呕:有声无物之呕,谓之干呕。

[2]吐涎沫:即口吐清稀涎沫。

【语译】 干呕,口吐涎沫,兼有头痛的,用茱萸汤主治。

呕而肠鸣,心下痞者,半夏泻心汤主之。

半夏泻心汤方

半夏半升 洗 黄芩 干姜 人参各三两 黄连一两 大枣十二枚 甘草三两,炙

上七味,以水一斗,煮取六升,去滓再煮,取三升,温服一升,日三服。

【语译】 呕而肠鸣,心下痞满的,用半夏泻心汤主治。

干呕而利者,黄芩加半夏生姜汤主之。

黄芩加半夏生姜汤方

黄芩三两 甘草二两,炙 芍药二两 半夏半升 生姜三两 大枣二十枚

上六味,以水一斗,煮取三升,去滓,温服一升,日再,夜一服。

【语译】 干呕并有腹泻的病人,用黄芩加半夏生姜汤主治。

诸呕吐,谷不得下者,小半夏汤主之。方见痰饮中。

【语译】 多种呕吐而饮食不能下的病证,可用小半夏汤主治。

呕吐而病在膈上,后思水者,解,急与之。思水者

116

猪苓散主之。

猪苓散方

猪苓　茯苓　白术各等分

上三味，杵为散，饮服方寸匕，日三服。

【语译】　膈上有病而引起呕吐，吐后想要喝水的，为疾病渐愈之征，应及时给病人喝水。若思水而贪饮过多，用猪苓散主治。

呕而脉弱，小便复利，身有微热，见厥者难治。四逆汤主之。

四逆汤方

附子一枚，生用　干姜一两半　甘草二两，炙

上三味，以水三升，煮取一升二合，去滓，分温再服。强人可大附子一枚，干姜三两。

【语译】　呕吐而见弱脉，小便又通利，身有微热，再见四肢厥冷的，则较为难治，但仍可用四逆汤主治。

呕而发热者，小柴胡汤主之。

小柴胡汤方

柴胡半斤　黄芩三两　人参三两　甘草三两　半夏半斤
生姜三两　大枣十二枚

上七味，以水一斗二升，煮取六升，去滓再煎，取三升，温服一升，日三服。

【语译】　呕吐并见发热的，用小柴胡汤主治。

胃反呕吐者，大半夏汤主之。《千金》云：治胃反不受食，食入即吐；《外台》云：治呕心下痞硬者。

大半夏汤方

半夏二升，洗完用　　人参三两　　白蜜一升

上三味，以水一斗二升，和蜜扬之，二百四十遍，煮药取升半，温服一升，余分再服。

【语译】　胃反呕吐者，用大半夏汤主治。

食已即吐者，大黄甘草汤主之。《外台》方又治吐水。

大黄甘草汤方

大黄四两　　甘草一两

上二味，以水三升，煮取一升，分温再服。

【语译】　食后即吐者，用大黄甘草汤主治。

胃反，吐而渴欲饮水者，茯苓泽泻汤主之。

茯苓泽泻汤方《外台》云治消渴，脉绝胃反吐食方。有小麦一升

茯苓半斤　　泽泻四两　　甘草二两　　桂枝二两　　白术三两
生姜四两

上六味，　以水一斗，煮取三升，内泽泻，再煮服二升半，温服八合，日三服。

【语译】　胃反病，症见呕吐口渴，饮水多的，用茯苓泽泻汤主之。

吐后渴欲得水而贪饮者，文蛤汤主之，兼主微风，脉紧头痛。

文蛤汤方

文蛤五两　　麻黄　　甘草　　生姜各三两　　石膏五两　　杏仁五十枚　　大枣十二枚

上七味，以水六升，煮取二升，温服一升，汗出

即愈。

【语译】 吐后，口渴想要喝水而贪饮不停的，用文蛤汤主治，兼治微受风邪的脉紧头痛。

干呕，吐逆，吐涎沫，半夏干姜散主之。

半夏干姜散方

半夏 干姜各等分

上二味，杵为散，取方寸匕，浆水一升半，煎取七合，顿服之。

【语译】 干呕，吐逆，吐涎沫者，用半夏干姜散主治。

病人胸中似喘不喘，似呕不呕，似哕不哕，彻心中愦愦然无奈[1]者，生姜半夏汤主之。

生姜半夏汤方

半夏半斤 生姜汁一升

上二味，以水三升，煮半夏，取二升，内生姜汁，煮取一升半，小冷，分四服，日三夜一服。止，停后服。

注[1]彻心中愦愦然无奈：形容烦闷懊恼之甚，使人无可奈何之状，为饮邪与寒邪搏结所致。

【语译】 病人感觉胸中似喘却又不喘，似呕却又不呕，似哕却又不哕，整个心胃部都感到烦闷懊恼，嘈杂不安，无可奈何，用生姜半夏汤主治。

干呕，哕，若手足厥者，橘皮汤主之。

橘皮汤方

橘皮四两 生姜半斤

上二味，以水七升，煮取三升，温服一升，下咽即愈。

【语译】 干呕而呃逆,如果手足逆冷,用橘皮汤主治。

哕逆者,橘皮竹茹汤主之。

橘皮竹茹汤方

橘皮二升　竹茹二升　大枣三十枚　生姜半斤　甘草五两
人参一两

上六味,以水一斗,煮取三升,温服一升。日三服。

【语译】 呃逆证,用橘皮竹茹汤主治。

夫六腑气绝于外者,手足寒,上气,脚缩;五脏气绝
于内者,利不禁;下甚者,手足不仁。

【语译】 六腑的精气虚衰于外的,有手足寒冷,气上冲,脚
挛缩等症状;五脏的精气虚衰于内的,呈下利不止;如果下利严
重的,则手足麻木不仁。

下利[1],脉沉弦者,下重[2];脉大者,为未止;脉微
弱数者,为欲自止,虽发热不死。

注[1]下利:此处指痢疾。
　[2]下重:指里急后重。

【语译】 下利而见脉沉弦的,常见里急后重;若见大脉,为
病势方甚,利未止;若见脉微弱而数者,为利将自愈,此时虽有
发热,预后良好。

下利,手足厥冷,无脉者,灸之不温。若脉不还,反
微喘者,死。少阴负趺阳[1]者为顺也。

注[1]少阴负趺阳:少阴,指太溪脉,主候肾;趺阳,指冲阳脉,主候
　　脾胃。少阴负趺阳,意谓少阴脉较趺阳脉弱小之意。

【语译】 下利而手足发凉,沉取无脉,用灸法治疗后不转
温暖。如果脉搏又不恢复,反而微喘的,则预后不良;若少阴脉

弱于趺阳脉为顺证。

下利，有微热而渴，脉弱者，今自愈。

【语译】　下利有轻度发热，口渴，脉搏微弱，将自愈。

下利，脉数，有微热，汗出，今自愈；设脉紧，为未解。

【语译】　下利，脉现数象，有微热，汗出，将自愈；如脉现紧象，表示病未解除。

下利，脉数而渴者，今自愈；设不差，必清[1]脓血，以有热故也。

注[1]清：同圊，指大便。

【语译】　下利，脉象数而口渴的，将会自愈；如果不见好转，大便将会出现脓血。这是因为有热的缘故。

下利，脉反弦，发热身汗者自愈。

【语译】　下利，脉象反弦，发热，汗出，病将自愈。

下利气[1]者，当利其小便。

注[1]下利气：指下利而又矢气的证候，又称气利。

【语译】　下利而矢气者，应当用利小便的方法治疗。

下利，寸脉反浮数，尺中自涩者，必圊脓血。

【语译】　下利，寸脉反现浮数，尺中脉涩者，必大便下脓血。

下利清谷，不可攻其表，汗出必胀满。

【语译】　下利完谷不化，不可使用发表药，误汗后必致腹中胀满。

下利，脉沉而迟，其人面少赤，身有微热，下利清谷者，必郁冒汗出而解，病人必微热[作"厥"，是。]，所以然者，其面戴阳[1]，下虚故也。

注[1]其面戴阳：指面红如脂，乃虚阳外浮所致。

【语译】 下利脉象沉而迟，病人面色稍红，有轻度发热，下利不消化食物，必郁闷晕眩，终致汗出而解。病人必有微厥，所以出现这种现象，是因面部戴阳而下部虚的缘故。

下利后脉绝，手足厥冷，晬时[1]脉还[2]，手足温者生，脉不还者死。

注[1]晬（zuì最）时：即一昼夜，又称一周时。

[2]脉还：脉绝复续。

【语译】 下利后脉绝不现，手足厥冷，一昼夜之内脉象恢复，手足温暖的可愈。如果仍无脉的，预后不良。

下利腹胀满，身体疼痛者，先温其里，乃攻其表。温里宜四逆汤，攻表宜桂枝汤。

四逆汤方方见上。

桂枝汤方

桂枝三两，去皮　芍药三两　甘草二两，炙　生姜三两　大枣十二枚

上五味，㕮咀，以水七升，微火煮取三升，去滓，适寒温，服一升，服已，须臾，啜稀粥一升，以助药力，温覆令一时许，遍身漐漐，微似有汗者益佳，不可令如水淋漓，若一服汗出病差，停后服。

【语译】 下利而腹部胀满，身体疼痛，应该先温其里寒，然后再解表邪。温里宜用四逆汤，解表宜用桂枝汤。

下利，三部脉皆平，按之心下坚者，急下之，宜大承

气汤。

【语译】 下利，而见寸关尺三部脉皆平和，按诊心下坚硬的，当急用下法，以大承气汤为宜。

下利，脉迟而滑者，实也，利未欲止，急下之，宜大承气汤。

【语译】 下利，脉象迟而滑的，这是实证，下利还不会停止，应急用下法，以大承气汤为宜。

下利，脉反滑者，当有所去，下乃愈，宜大承气汤。

【语译】 下利脉象反而滑的，应攻去实邪，用下法才能痊愈，以大承气汤为宜。

下利已差，至其年月日时复发者，以病不尽故也，当下之，宜大承气汤。

大承气汤方 见痉病中。

【语译】 下利已经痊愈，但到了下一年的同一时期又复发的，是病邪未尽之故，当用下法，以大承气汤为宜。

下利谵语者，有燥屎也，小承气汤主之。

小承气汤方

大黄四两　厚朴二两，炙　枳实大者三枚，炙

上三味，以水四升，煮取一升二合，去滓，分温二服。得利则止。

【语译】 下利而有谵语，这是腹内有燥屎内停，用小承气汤主治。

下利便脓血者，桃花汤主之。

桃花汤方

赤石脂一斤，一半剉，一半筛末　　干姜一两　　粳米一升

上三味，以水七升，煮米令熟，去滓，温七合，内赤石脂末方寸匕，日三服。若一服愈，余勿服。

【语译】　下利，大便有脓血的，用桃花汤治疗。

热利下重者，白头翁汤主之。

白头翁汤方

白头翁二两　　黄连　　黄柏　　秦皮各三两

上四味，以水七升，煮取二升，去滓，温服一升，不愈，更服。

【语译】　热性下利而现里急后重的，用白头翁汤主治。

下利后更烦，按之心下濡者，为虚烦也，栀子豉汤主之。

栀子豉汤方

栀子十四枚　　香豉四合，绵裹

上二味，以水四升，先煮栀子得二升半，内豉，煮取一升半，去滓，分二服，温进一服，得吐则止。

【语译】　下利以后，又发心烦，按之心下软的，属于虚烦，用栀子豉汤主治。

下利清谷，里寒外热，汗出而厥者，通脉四逆汤主之。

通脉四逆汤方

附子大者一枚，生用　　干姜三两，强人可四两　　甘草二两，炙

上三味，以水三升，煮取一升二合，去滓，分温再服。

【语译】　下利不消化食物，属于里寒外热，汗出而手足冷

的,用通脉四逆汤治疗。

下利肺[腹]痛,紫参[1]汤主之。

紫参汤方

紫参半斤　甘草三两

上二味,以水五升,先煮紫参,取二升,内甘草,煮取一升半,分温三服。 疑非仲景方。

注[1]紫参:又名王孙、牡蒙。《神农本草经》谓:"味苦辛寒,主心腹积聚、寒热邪气、通九窍、利大小便。"

【语译】　下利腹痛,用紫参汤主治。

气利,诃梨勒散主之。

诃梨勒散方

诃梨勒十枚,煨

上一味,为散,粥饮和顿服。 疑非仲景方。

【语译】　气利,用诃梨勒散主治。

附方

《千金翼》小承气汤　治大便不通,哕,数谵语。方见上。

《外台》黄芩汤　治干呕下利。

黄芩　人参　干姜各三两　桂枝一两　大枣十二枚　半夏半升

上六味,以水七升,煮取三升,温分三服。

疮痈肠痈浸淫病脉证并治第十八

论一首　脉证三条　方五首

【提要】　本篇对痈肿、肠痈、创伤、浸淫疮等外科疾患之诊治，作重点提示。以脉见浮数而反恶寒，身有痛处为发痈征兆；从痈肿的软硬，发热与否，脉的迟紧洪数判断肠痈是否成脓；用大黄牡丹皮汤攻下瘀热，以治肠痈之脓未成者；用薏苡附子败酱散托里排脓，以治肠痈之脓已成者，可谓颇得要领。余如王不留行散治金疮，黄连粉治浸淫疮，亦有实用价值。

诸浮数脉，应当发热而反洒淅恶寒，若有痛处，当发其痈。

【语译】 凡是浮数的脉象，应当有发热的症状，但病人反而微微恶寒，如果再有局部疼痛的地方，应当考虑有痈肿发生。

师曰：诸痈肿，欲知有脓无脓，以手掩肿上，热者为有脓，不热者为无脓。

【语译】 老师说：要想知道各种痈肿是否已经化脓，可以用手按在痈肿上，有热感的为有脓，不热的为无脓。

肠痈之为病，其身甲错，腹皮急，按之濡，如肿状，腹无积聚，身无热，脉数，此为肠内有痈脓，薏苡附子败酱散主之。

薏苡附子败酱散方

薏苡仁十分　附子二分　败酱五分

上三味，杵为末，取方寸匕，以水二升，煎减半，顿服。小便当下。

【语译】 肠痈的症状，为皮肤粗糙如鳞甲交错，腹皮紧张，用手按触是濡软的，如肿起之状，但腹中并没有摸到硬块，身上并不发热，脉数，这是肠内生了痈脓，用薏苡附子败酱散主治。

肠痈者，少腹肿痞，按之即痛如淋，小便自调，时时发热，自汗出，复恶寒，其脉迟紧者，脓未成，可下之，当有血。脉洪数者，脓已成，不可下也，大黄牡丹汤主之。

大黄牡丹汤方

大黄四两　牡丹一两　桃仁五十个　瓜子半升　芒硝三合

上五味，以水六升，煮取一升，去滓，内芒硝，再煎沸，顿服之，有脓当下，如无脓，当下血。

【语译】　肠痈患者，少腹部肿胀痞满，按上去就觉疼痛，如淋病那样牵引到阴部，但小便却正常，时时发热，自汗出，又复恶寒。其脉迟紧的，为尚未成脓，可用泻下法，以大黄牡丹汤主治，服药后大便中应当有血。如果脉象洪数，表示脓已成，这样就不能用泻下法了。

问曰：寸口脉浮微而涩，然当亡血，若汗出，设不汗者云何？答曰：若身有疮[1]，被刀斧所伤，亡血故也。

注[1]疮：古作创，此处指金创，即被刀斧等金属利器所伤。

【语译】　问：寸口部位的脉象浮微而涩，这应当有失血或汗出的现象。如果不汗出，是什么原因呢？老师回答道：倘若身有金创，这是因为被刀斧所伤已经失血之故。

病金疮，王不留行散主之。

王不留行散方

王不留行十分，八月八日采　蒴藋细叶[1]十分，七月七日采　桑东南根白皮，十分，三月三日采　甘草十八分　川椒三分，除目及闭口[2]者，汗[上有"去"字，可从][3]　黄芩二分　干姜二分　芍药二分　厚朴二分

上九味，桑根皮以上三味，烧灰存性，勿令灰过，各别杵筛，合治之为散，服方寸匕，小疮即粉之，大疮但服之，产后亦可服。如风寒，桑东根勿取之。前三物皆阴

干百日。

注[1]蒴藋（shuò diào 朔掉）细叶：有草本和木本两种，此处指草本，又名陆英，有行血通经、消瘀化凝之功。

[2]除目及闭口：目，指川椒仁；闭口，指未成熟的尚未张开的川椒，即闭口川椒。除目及闭口，指去除椒仁及未成熟的川椒。

[3]去汗：此处指将川椒炒去水分。

【语译】 金疮患者，用王不留行散主治。

排脓散方

枳实十六枚　芍药六分　桔梗二分

上三味，杵为散，取鸡子黄一枚，以药散与鸡黄相等，揉和令相得，饮和服之，日一服。

排脓汤方

甘草二两　桔梗三两　生姜一两　大枣十枚

上四味，以水三升，煮取一升，温服五合，日再服。

浸淫疮[1]，从口[2]流向四肢者可治；从四肢流来入口者不可治。

注[1]浸淫疮：此处指湿热浸淫搔痒多脂的一种皮肤病。

[2]口：此处指心窝等部位。

【语译】 浸淫疮这样的病，由心窝部向四肢流散的可以治；由四肢向心窝部蔓延的不易治。

浸淫疮，黄连粉主之。方未见。

【语译】 浸淫疮，用黄连粉主治。

趺蹶手指臂肿转筋阴狐疝蛔虫病脉证治第十九

论一首　脉证一条　方四首

【提要】 此补上述诸篇未及的趺蹶，手指臂肿、转筋、阴狐疝、蛔虫等琐碎诸病的证治。其中以蛔虫病为较详。虽合而成篇，但条文奇零，收罗细碎，恐有错简脱误。

师曰：病趺蹶[1]，其人但能前，不能却，刺腨[2]入二寸，此太阳经伤也。

注[1]趺蹶：趺同跗，足背称趺；蹶是僵直之意。趺蹶，是指足部强直，行动障碍，只能向前走，不能向后退的一种病证。

[2]腨（shuàn 涮）：即小腿肚。

【语译】 老师说：趺蹶病证，病人只能前走，不能往后退，这是因为太阳经受损伤的缘故，可针刺小腿肚的穴位，深二寸。

病人常以手指臂肿动，此人身体𥆧𥆧者，藜芦甘草汤主之。

藜芦甘草汤方 未见。

【语译】 病人的手指及臂部常有肿的现象，并有牵动，此人身体筋肉跳动的，用藜芦甘草汤主治。

转筋[1]之为病，其人臂脚直，脉上下行[2]，微弦，转筋入腹[3]者，鸡屎白散主之。

鸡屎白散方

鸡屎白

上一味，为散，取方寸匕，以水六合和温服。

注[1]转筋：俗称抽筋，是一种筋脉拘挛作痛的病证，多见于小腿部。

[2]脉上下行：形容脉象强直有力而无柔和之象。

[3]转筋入腹：即痛自两腿牵引少腹。

【语译】 转筋的症状，病人的上臂或下肢强直，脉象直而有力，或见微弦脉，转筋牵引到腹部的，用鸡屎白散主治。

阴狐疝气[1]者，偏有小大，时时上下，蜘蛛散主之。

蜘蛛散方

蜘蛛十四枚，熬焦　桂枝半两

上二味为散，取八分一匕，饮和服，日再服，蜜丸亦可。

注[1]阴狐疝气：简称狐疝。因疝气时上时下，像狐那样出没无定，故名。

【语译】　患狐疝的病人，阴囊一边小，一边大，时上时下，像狐那样出没无定，用蜘蛛散主治。

问曰：病腹痛有虫，其脉何以别之？师曰：腹中痛，其脉当沉，若弦，反洪大，故有蛔虫。

【语译】　问：病人腹痛因蛔虫所致，其脉如何区别呢？老师回答道：一般腹痛的脉象应当沉而弦，如反现洪大的，是有蛔虫。

蛔虫之为病，令人吐涎，心痛，发作有时，毒药不止，甘草粉蜜汤主之。

甘草粉蜜汤方

甘草二两　粉[1]一两　蜜四两

上三味，以水三升，先煮甘草，取二升，去滓，内粉蜜，搅令和，煎如薄粥，温服一升，差即止。

注[1]粉：一说为铅粉，一说为米粉，此处当以后说为妥。

【语译】　蛔虫病的症状为口吐涎沫，心腹部有发作性疼痛，如果用毒药杀虫仍不见效，用甘草粉蜜汤主治。

蛔厥者，当吐蛔，令[今]病者静而复时烦，此为脏寒。蛔上入膈，故烦。须臾复止，得食而呕，又烦者，蛔闻食臭出，其人常自吐蛔。

【语译】　蛔厥的病状应当吐蛔，现在病人安静而时时心烦，这是内脏寒冷，蛔虫入膈上扰，所以心中发烦，一会儿烦止，但进饮食后就要呕吐，而又发烦，这是蛔虫闻到食物气味而上窜，以致病人自行吐蛔。

蚘厥者，乌梅丸主之。

乌梅丸方

乌梅三百个　细辛六两　干姜十两　黄连一斤　当归四两　附子六两，炮　川椒四两，去汗　桂枝六两　人参　黄柏各六两

上十味，异捣筛，合治之，以苦酒渍乌梅一宿，去核，蒸之五升，米下饭熟，捣成泥，和药令相得，内臼中，与蜜杵二千下，丸如梧子大，先食，饮服十丸，三服，稍加至二十丸，禁生冷滑臭等食。

【语译】　蛔厥病，用乌梅丸主治。

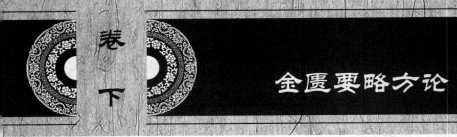

妇人妊娠病脉证并治第二十

证三条　方八首

【提要】　妊娠病多见者为呕吐、腹痛、下血等证。故本篇即以一般的呕吐与恶阻的呕吐，异其方治；又以脏寒的腹痛，胞阻的腹痛及肝脾不和的腹痛，别其方药；再癥病下血与半产下血，剖其疑似，出其方治。小便不利有当归贝母苦参丸、葵子茯苓散之别；安胎养胎有当归散、白术散之异，示人方随病宜，病去胎安之义。

师曰：妇人得平脉[1]，阴脉小弱[2]，其人渴，不能食，无寒热，名妊娠，桂枝汤主之。　方见利中。于法六十日当有此症，设有医治逆者，却一月[3]，加吐下者，则绝之[4]。

注[1]平脉：指平和无病的脉象。

[2]阴脉小弱：阴脉指尺脉。初孕二月以内，因胎元初结，经血归胞养胎，胎气未盛，故尺脉小弱。

[3]却一月：似指六十日后又一个月，也即妊娠三月。

[4]绝之：一般多指停止服药解，但也有作断绝病根或作胎元将绝解。当以前说为是。

132

【语译】　老师说：诊得妇人的脉象平和无病，尺脉小弱，兼有口渴，不能正常进食等症，但身无寒热，这正是妊娠之象，可用桂枝汤治之。但按理妊娠两个月后才有上述症状，如治疗不得法，后一月出现有呕吐、腹泻症状，此时则应停止服药。

妇人宿有癥病，经断未及三月，而得漏下[1]不止，胎动在脐上者，为癥痼害[2]。妊娠六月动者，前三月经水利时，胎也。下血者，后断三月衃[3]也。所以血不止者，其癥不去故也，当下其癥，桂枝茯苓丸主之。

桂枝茯苓丸方

桂枝　茯苓　牡丹去心　桃仁去皮尖,熬　芍药各等分

上五味，末之，炼蜜和丸，如兔屎大，每日食前服一丸，不知，加至三丸。

注[1]漏下：即漏红。妇人前阴下血淋漓不断，是谓漏下。

[2]癥痼害：意指因癥病痼疾危害所致。

[3]衃(pēi胚)：指紫黑晦暗的瘀血。

【语译】　素有癥病的妇女，月经停止不到三个月，前阴忽又出血而断续不止，同时还感到脐上有"胎动"，这是癥痼为害。若妊娠六月时有胎动，而妊娠前三月月经正常，此为胎儿。现经停三月，而又漏下紫黑晦暗的瘀血，是癥病而非妊娠。因癥病不愈，故漏下瘀血不止。用桂枝茯苓丸主治。

妇人怀娠六七月，脉弦发热，其胎愈胀[1]，腹痛恶寒者，少腹如扇[2]，所以然者，子脏开[3]故也，当以附子汤温其脏。　方未见。

注[1]其胎愈胀：妊娠后期常常腹胀，所以称"胎胀"。"其胎愈胀"指腹胀加重之意。

[2]少腹如扇：谓少腹阵阵作冷，如扇风之状。

[3]子脏开：子脏，即子宫。子脏开，即指子宫不能司闭藏之令。

【语译】 妇人怀孕六七月，脉弦，发热，腹胀加重，腹部疼痛而怕冷，少腹好像寒气习习如扇之状，这是因为子宫不能司闭藏之令的缘故，应当用附子汤温暖子宫。

师曰：妇人有漏下者；有半产[1]后因续下血都不绝者；有妊娠下血者，假令妊娠腹中痛，为胞阻[2]，胶艾汤主之。

芎归胶艾汤方一方加干姜一两，胡洽治妇人胎动无干姜。

芎䓖　阿胶　甘草各二两　艾叶　当归各三两　芍药四两　干地黄四两

上七味，以水五升，清酒三升，合煮，取三升，去滓，内胶，令消尽，温服一升，日三服，不差更作。

注[1]半产：指妊娠五六个月后胎堕者，亦称"小产"。

[2]胞阻：胞中气血不和，阻碍胎儿发育。

【语译】 老师说：妇人有漏红的，有小产后继续出血不止的，又有妊娠期间出血而又腹中疼痛的胞阻，用胶艾汤主治。

妇人怀娠，腹中疠[1]痛，当归芍药散主之。

当归芍药散方

当归三两　芍药一斤　茯苓四两　白术四两　泽泻半斤　芎䓖半斤，一作三两，

上六味，杵为散，取方寸匕，酒和，日三服。

注[1]疠(xiū朽)腹中急痛之意。

【语译】 妇人怀孕而腹中急痛，用当归芍药散主治。

妊娠呕吐不止，干姜人参半夏丸主之。

干姜人参半夏丸方

干姜　人参各一两　半夏二两

上三味,末之,以生姜汁糊为丸,如梧子大,饮服十丸,日三服。

【语译】 妊娠而呕吐不止,用干姜人参半夏丸主治。

妊娠,小便难,饮食如故,归母苦参丸主之。

当归贝母苦参丸方男子加滑石半两

当归　贝母　苦参各四两

上三味,末之,炼蜜丸,如小豆大,饮服三丸,加至十丸。

【语译】 妊娠妇人,小便困难而饮食正常的,用当归贝母苦参丸主治。

妊娠有水气,身重,小便不利,洒淅恶寒[1],起则头眩,葵子茯苓散主之。

葵子茯苓散方

葵子一斤　茯苓三两

上二味,杵为散,饮服方寸匕,日三服,小便利则愈。

注[1]洒淅恶寒:形容身体恶寒好像冷水浇后复被风吹一样。

【语译】 妊娠有水气,感觉身体沉重,小便不利,身如洒水后被风吹似的恶寒,起来就觉头晕的,用葵子茯苓散主治。

妇人妊娠,宜常服当归散主之。

当归散方

当归　黄芩　芍药　芎䓖各一斤　白术半斤

上五味,杵为散,酒饮服方寸匕,日再服。妊娠常服即易产,胎无苦疾,产后百病悉主之。

【语译】 妇人妊娠期间，宜常服当归散。

妊娠养胎，白术散主之。

白术散方 见《外台》。

白术四分　芎䓖四分　蜀椒三分，去汗　牡蛎二分

上四味，杵为散，酒服一钱匕，日三服，夜一服。但苦痛，加芍药；心下毒痛，倍加芎䓖；心烦吐痛，不能食饮，加细辛一两，半夏大者二十枚，服之后更以醋浆水服之；若呕，以醋浆水服之；复不解者，小麦汁服之；已后渴者，大麦粥服之。病虽愈，服之勿置。

【语译】 妊娠养胎，用白术散主治。

妇人伤胎，怀身腹满，不得小便，从腰以下重，如有水气状，怀身七月，太阴当养不养[1]，此心气实，当刺泻劳宫及关元，小便微利则愈。 见《玉函》。

注[1]太阴当养不养：手太阴肺经当养之时而不得其养。怀孕七月，正当手太阴肺经气血养胎之时，因心气不降，心火上乘于肺，使肺气不能降而养胎，是谓当养不养。

【语译】 妇人怀孕，腹部胀满，小便不利，自腰以下感觉沉重，似有水气病一样。怀孕第七个月，应当是手太阴肺经养胎之时而不能养胎，这是心气实的缘故，应当用针刺法，泻劳宫和关元二穴，使小便稍微通利，就会痊愈。

妇人产后病脉证治第二十一

论一首　证六条　方七首

【提要】 本篇首述新产妇人有痉、郁冒与大便难三证；次述产后腹痛有血虚里寒、气血郁滞、瘀血内阻之分；末述产后中

风，烦乱呕逆与下利虚极等证治。示人疗产后病，既不能泥于产后，又必须照顾到产后的真谛。

问曰：新产妇人有三病，一者病痉，二者病郁冒，三者大便难，何谓也？师曰：新产血虚，多汗出，喜中风[1]，故令病痉；亡血复汗，寒多，故令郁冒；亡津液，胃燥，故大便难。

产妇郁冒，其脉微弱，不能食，大便反坚，但头汗出。所以然者，血虚而厥，厥而必冒，冒家欲解，必大汗出。以血虚下厥，孤阳上出，故头汗出。所以产妇喜汗出者，亡阴血虚，阳气独盛，故当汗出，阴阳乃复。大便坚，呕不能食，小柴胡汤主之。方见呕吐中。

注[1]中风：即伤风。

【语译】 问：妇人产后常有三种病证：一是痉病，二是郁冒，三是大便难，这是什么原因呢？老师答道：这是因为产后血虚，出汗又多，很容易感受外邪，所以易生痉病；产后失血，又加汗出亡阳，寒邪便趁虚而入，所以容易发生郁冒；产后失血出汗，以致津液亏损而胃中干燥，所以大便困难。

产妇患郁冒证，脉象微弱，不能食，大便反而干燥坚结，只有头部出汗，这是因为血虚而气上逆，气上逆就发生昏厥。昏厥解除时，周身一定大汗出。由于血虚而阳浮于上，所以下肢发冷而头部汗出。产妇所以容易出汗，是因为产后出血多而亡阴血虚，以致阳气偏胜之故。所以应当全身出汗，使阴阳调和而恢复平衡。若有大便秘结，呕不能食等症状，可用小柴胡汤主治。

病解能食，七八日更发热者，此为胃实，大承气汤主之。方见痉病中。

【语译】 服小柴胡汤后，郁冒之证已解，能进饮食，但过七八日后，又复发热，此为未尽余邪与食相结，因而成为胃实，用大承气汤主治。

产后腹中疞痛[1]，当归生姜羊肉汤主之，并治腹中寒疝，虚劳不足。

当归生姜羊肉汤方见寒疝中。

注[1]疞(chóu 惆)痛：即小痛。当归生姜羊肉汤治虚证，所以痛而不剧，与前当归芍药散治腹中急痛不同。

【语译】 产后腹内绵绵作痛，用当归生姜羊肉汤主治。本方还可以治腹内寒疝气痛，气血虚损，劳损不足等症。

产后腹痛，烦满不得卧，枳实芍药散主之。

枳实芍药散方

枳实烧令黑，勿太过　芍药等分

上二味，杵为散，服方寸匕，日三服。并主痈脓，以麦粥下之。

【语译】 产后腹内疼痛，心烦胸满不能安卧，用枳实芍药散主治。

师曰：产妇腹痛，法当以枳实芍药散，假令不愈者，此为腹中有干血着脐下，宜下瘀血汤主之。亦主经水不利。

下瘀血汤方

大黄二两　桃仁二十枚　䗪虫二十枚，熬去足

上三味，末之，炼蜜和为四丸，以酒一升，煎一丸，取八合顿服之。新血下如豚[1]肝。

注[1]豚(tún 屯)：小猪，泛指猪。

【语译】 老师说：产妇腹中疼痛，当用枳实芍药散治疗。

假使服药后不效，这是由于干血凝着脐下，那就应当用下瘀血汤主治。本方还可以主治经水不利之证。

产后七八日，无太阳证，少腹坚痛，此恶露不尽，不大便，烦躁发热，切脉微实，再倍发热。日晡时烦躁者，不食，食则谵语，至夜即愈，宜大承气汤主之。热在里，结在膀胱[1]也。方见痉病中。

注[1]膀胱：此处泛指下焦。

【语译】 产后七八天，无太阳表证，但见少腹部坚硬而又疼痛，这是恶露尚未出尽之故。如见不大便，烦躁发热，脉微实，则发热更重，日晡时烦躁，不食，食则谵语，但到夜间即止，宜用大承气汤主治。这是因为热在里，结在下焦所致。

产后风，续之数十日不解，头微痛，恶寒，时时有热，心下闷，干呕汗出。虽久，阳旦证[1]续在耳，可与阳旦汤[2]。即桂枝汤方。见下利中。

注[1]阳旦证：即太阳中风证。

[2]阳旦汤：除本条所说桂枝汤外，尚有认为系桂枝汤加黄芩，桂枝汤增桂加附子者。

【语译】 产后感受风邪，经过几十天仍未除，有轻微头痛，怕冷，时时发热，心下部发闷，干呕、出汗等症状，虽然延续时间已久，但阳旦证仍然存在，还可以用阳旦汤治疗。

产后中风，发热，面正赤，喘而头痛，竹叶汤主之。

竹叶汤方

竹叶一把　葛根三两　防风　桔梗　桂枝　人参　甘草各一两　附子一枚,炮　大枣十五枚　生姜五两

上十味，以水一斗，煮取二升半，分温三服，温覆使汗出。颈项强，用大附子一枚，破之如豆大，煎药扬去

沫。呕者加半夏半升,洗。

【语译】 产后感受风邪,发热,面色红赤,气喘而头痛,用竹叶汤主治。

妇人乳中虚[1],烦乱呕逆,安中益气,竹皮大丸主之。

竹皮大丸方

生竹茹二分　石膏二分　桂枝一分　甘草七分　白薇一分

上五味,末之,枣肉和丸,弹子大,以饮服一丸,日三夜一服。有热者,倍白薇,烦喘者,加柏实一分。

注[1]乳中虚:指哺乳期间中气虚弱。

【语译】 妇女在哺乳期间内,中气虚弱,心烦意乱,呕吐,应当安中益气,用竹皮大丸主治。

产后下利[1]虚极[2],白头翁加甘草阿胶汤主之。

白头翁加甘草阿胶汤方

白头翁二两　黄连　柏皮　秦皮各三两　甘草二两　阿胶二两

上六味,以水七升,煮取二升半,内胶令消尽,分温三服。

注[1]利:指痢疾。当见里急后重赤白脓血等症状。

[2]虚极:因产后冲任既虚,复因下利致损。两虚相得,故谓虚极。

【语译】 产后又加下痢,因而气血虚弱至极,用白头翁加甘草阿胶汤主治。

附方

《千金》三物黄芩汤　治妇人在草蓐[1],自发露得风[2],四肢苦烦热,头痛者,与小柴胡汤。头不痛但烦者,此汤主之。

黄芩一两　苦参二两　干地黄四两

上三味,以水八升,煮取二升,温服一升,多吐下虫。

注[1]草蓐:古代用草做成的垫席,作为妇人分娩时的产床。

[2]发露得风:指产妇分娩时感受风邪。

《千金》内补当归建中汤　治妇人产后虚羸不足,腹中刺痛不止,吸吸少气[1],或苦少腹中急摩痛[2],引腰背,不能食饮,产后一月,日得服四五剂为善,令人强壮,宜。

当归四两　桂枝三两　芍药六两　生姜三两　甘草二两
大枣十二枚

上六味,以水一斗,煮取三升,分温三服,一日令尽。若大虚,加饴糖六两,汤成内之,于火上暖令饴消,若去血过多,崩伤内衄[3]不止,加地黄六两,阿胶二两,合八味,汤成内阿胶。若无当归,以芎䓖代之;若无生姜,以干姜代之。

注[1]吸吸少气:呼吸时少气息短。

[2]急摩痛:拘急痛。

[3]内衄:身体内部的出血。

妇人杂病脉证并治第二十二

论一首　脉证合十四条　方十三首

【提要】　本篇论述妇人杂病的病因、证候及治法。因则不外虚、积冷、结气;证则有热入血室、经水不利、漏下、带下、转胞、腹痛、咽中炙脔、脏躁及前阴疾患等;治有审阴阳、分虚实、行针药之别；内治可服汤、丸、散、酒等剂，外治则有针刺、洗剂、坐药及润导之法，开后世辨治妇人杂病的先河。

妇人中风，七八日续来寒热，发作有时，经水适断，此为热入血室[1]，其血必结[2]，故使如疟状，发作有时，小柴胡汤主之。 方见呕吐中。

注[1]热入血室：前人对血室有三种解释：一指冲脉，二指肝脏，三指子宫。热入血室，是指妇女在月经期间感受外邪，邪热与血互相搏结于血室所出现的病证。

[2]其血必结：指邪热与经血互结，以至月经停止不行。

【语译】 妇人患太阳中风证，已七八天继续出现寒热，而且发作有时，月经也见停止。这种病证称为"热入血室。"由于瘀热互结不行，所以寒热发作有时如疟疾状，可用小柴胡汤主治。

妇人伤寒发热，经水适来，昼日明了[1]，暮则谵语，如见鬼状者，此为热入血室，治之无犯胃气及上二焦，必自愈。

注[1]明了：即神志清楚。

【语译】 妇女患太阳伤寒证而发热，月经刚好来潮，白天神志清楚，到了晚上就神昏谵语，如有所见；这是热入血室。治疗时不要伤害胃气及上、中二焦，病会自愈。

妇人中风，发热恶寒，经水适来，得七八日，热除脉迟，身凉和，胸胁满如结胸[1]状，谵语者，此为热入血室也，当刺期门[2]，随其实而取之。

注[1]结胸：指邪气结于胸中，以致出现胸闷、胸痛等证。

[2]期门：穴位名，足厥阴肝经之募穴，位于乳中线上乳头下二肋间。

【语译】 妇人患太阳中风证，发热恶寒，月经刚好来潮。

到了七八日后，发热已退，脉现迟象，身不热，胸胁部胀满，好像结胸证一样，并有谵语。这是热入血室，应当针刺期门穴，随其邪实所在而取之。

阳明病，下血谵语者，此为热入血室，但头汗出，当刺期门，随其实而泻之。濈然汗出[1]者愈。

注[1]濈然汗出：形容周身迅即汗出。

【语译】　患阳明病而有下血神昏谵语，这是热入血室。如果是头部汗出，应当刺期门，随其邪实所在而泻之，周身迅即汗出而病愈。

妇人咽中如有炙脔[1]，半夏厚朴汤主之。

半夏厚朴汤方《千金》作胸满，心下坚，咽中帖帖[2]，如有炙肉，吐之不出，吞之不下。

半夏一升　厚朴三两　茯苓四两　生姜五两　干苏叶二两

上五味，以水七升，煮取四升，分温四服，日三夜一服。

注[1]炙脔：即烤肉块。

[2]帖帖：形容咽中有物粘贴状。

【语译】　妇人咽部如有肉块粘贴梗塞之状，可用半夏厚朴汤主治。

妇人脏躁，喜悲伤欲哭，象如神灵所作，数欠伸，甘麦大枣汤主之。

甘草小麦大枣汤方

甘草三两　小麦一升　大枣十枚

上三味，以水六升，煮取三升，分温三服。亦补脾气。

【语译】　妇人患脏躁，容易悲伤想哭，像有神灵附着而作，常作呵欠伸展，用甘麦大枣汤主治。

妇人吐涎沫，医反下之。心下即痞，当先治其吐涎沫，小青龙汤主之，涎沫止，乃治痞，泻心汤主之。

小青龙汤方 见痰饮中。

泻心汤方 见惊悸中。

【语译】　妇人吐涎沫，医师反用泻下法治疗，以致产生心下痞满，此时应当先治吐涎沫，用小青龙汤主治。等吐涎沫止后，再治痞满，用泻心汤主治。

妇人之病，因虚、积冷、结气，为诸经水断绝，至有历年，血寒积结胞门[1]，寒伤经络。凝坚在上，呕吐涎唾，久成肺痈，形体损分[2]；在中盘结，绕脐寒疝，或两胁疼痛，与脏相连；或结热中[3]，痛在关元，脉数无疮，肌若鱼鳞，时着男子，非止女身。在下未多，经候不匀，令阴掣痛，少腹恶寒，或引腰脊，下根气街[4]，气冲急痛，膝胫疼烦，奄忽[5]眩冒，状如厥癫；或有忧惨，悲伤多嗔[6]，此皆带下[7]，非有鬼神。久则羸瘦，脉虚多寒。

三十六病[8]，千变万端；审脉阴阳，虚实紧弦；行其针药，治危得安。其虽同病，脉各异源。子当辨记，勿谓不然。

注[1]胞门：指子宫。

[2]损分：意为得病之后，形体消瘦，与未病以前不同。

[3]热中：即中焦热盛。

[4]气街：穴位名。足阳明胃经之穴，位于少腹部下方，股部上方交界处的鼠溪部。

[5]奄忽：一忽儿之意。

　　[6]嗔：怒。

　　[7]带下：泛指妇科经带诸疾。

　　[8]三十六病：泛指多种疾病。

【语译】　妇女诸病，常因气虚、积冷、结气引起，这些原因可以造成各种情况的月经断绝，经年累月不已。这是由于血分有寒，积结于子宫，寒邪损于经络，邪气凝滞所致。

　　寒凝在上，就会口吐涎沫，日久以后，可成肺痈，身体因而消瘦；病在中，寒邪盘聚，引起寒疝而脐部周围疼痛。或两胁疼痛而下连肝脏部位；或热结于中，那么脐下关元部位就会疼痛，脉象虽数，却并无疮疡痈肿，但皮肤干燥起皱纹，状若鱼鳞。以上病状亦可见于男子，并非只见于妇女。至于病邪在下的情况就不多了，其症状表现为月经不正常，阴部有抽掣疼痛，少腹部怕冷，有时牵连到腰脊部及气街部，亦觉有气上冲似的剧烈疼痛，膝部和小腿疼痛，并可出现忽然眩晕昏厥，其状如厥逆癫痫；或表现为忧愁悽惨，或悲伤怒骂，这些都可以由妇科疾病引起，而并不是什么鬼神作祟。病久则身体愈为消瘦，脉虚多为寒象。

　　总之，所谓三十六种妇女疾病，变化很多，诊察时应仔细分析脉象的阴、阳、虚、实、紧、弦等情况，然后确定用针刺或药物等治疗方法，使疾病转危为安。但必须注意病证虽然可以相同，但脉象有异，病源有别，应当辨别清楚，切不可疏忽大意。

　　问曰：妇人年五十所，病下利数十日不止，暮即发热，少腹里急，腹满，手掌烦热，唇口干燥，何也？师曰：此病属带下，何以故？曾经半产，瘀血在少腹不去。何以知之？其症唇口干燥，故知之。当以温经汤主之。

温经汤方

吴茱萸三两　　当归　芎䓖　芍药各二两　人参　桂枝

阿胶　生姜　牡丹皮_{去心}　甘草_{各二两}　半夏_{半升}　麦门冬_{一升，去心}

上十二味，以水一斗，煮取三升，分温三服。亦主妇人少腹寒，久不受胎，兼取崩中去血，或月水来过多，及至期不来。

【语译】　问：妇人年龄已五十左右，患下利，经数十天没有停止，每到晚上就发热，少腹部急迫，腹部胀满，两手掌烦热。唇口干燥，这是什么原因？老师答道：这是属于妇科经带方面的疾病。为什么呢？因为病人曾经小产，瘀血停滞在少腹部没有去尽之故。怎么知道呢？因为病人口干唇燥，所以知之。应当用温经汤主治。

带下，经水不利，少腹满痛，经一月再见者，土瓜[1]根散主之。

土瓜根散方_{阴㿉肿[2]亦主之。}

土瓜根　芍药　桂枝　䗪虫_{各三分}

上四味，杵为散，酒服方寸匕，日三服。

注[1]土瓜：即王瓜，主祛热行瘀。

　[2]阴㿉（tuí·颓）肿：指外阴部有较硬的卵状肿块。

【语译】　妇人经带诸病中，若经水不利，少腹部胀满疼痛，月经一月再见者，用土瓜根散主治。

寸口脉弦而大，弦则为减，大则为芤，减则为寒，芤则为虚，寒虚相搏，此名曰革，妇人则半产漏下，旋覆花汤主之。

旋覆花汤方

旋覆花_{三两}　葱_{十四茎}　新绛_{少许}

上三味，以水三升，煮取一升，顿服之。

【语译】 寸口部位脉象弦而大，但似弦脉而重按则现衰减，像大脉而细辨却又中空而现芤。这种衰减之弦脉为寒证，大而中空的芤脉为虚证，这两种脉象同时出现的叫革脉，妇女小产或子宫出血断续不止的病证常可出现这种脉象，可用旋覆花汤主治。

妇人陷经[1]漏下，黑[2]不解，胶姜汤主之。 臣亿等校诸
本无胶姜汤方，想是前妊娠中胶艾汤。

注[1]陷经：陷指下陷，经指经水。陷经即出血不止之意。

[2]黑：指经血紫黑。

【语译】 妇女子宫出血不止，经血颜色发黑，且经久不停，用胶艾汤主治。

妇人少腹满如敦[1]状，小便微难而不渴，生后[2]者，此为水与血并结在血室也，大黄甘遂汤主之。

大黄甘遂汤方

大黄四两　甘遂二两　阿胶二两

上三味，以水三升，煮取一升，顿服之，其血当下。

注[1]敦（duì 对）：古代盛物之器，其形上下稍锐，中部肥大。

[2]生后：指产后。

【语译】 妇女少腹部胀满隆起如敦之状，小便略觉不畅而不口渴，以上症状若发生在产后，说明水与血瘀结在血室中，用大黄甘遂汤主治。

妇人经水不利下，抵当汤主之。 亦治男子膀胱满急有瘀血者。

抵当汤方

水蛭三十个，熬　虻虫三十枚，熬，去翅足　桃仁二十个，去皮尖
大黄三两，酒浸

上四味，为末，以水五升，煮取三升，去滓，温服一升。

【语译】 妇人经水虽行，但不畅通，用抵当汤主治。

妇人经水闭不利，藏[1]坚癖不止[2]，中有干血，下白物，矾石丸主之。

矾石丸方

矾石三分，烧　杏仁一分

上二味，末之，炼蜜和丸，枣核大，内藏[3]中，剧者再内之。

注[1]藏：此处指子宫。

　[2]坚癖不止：意为坚结不散。

　[3]藏：此处指阴道。

【语译】 妇人经闭或经行不畅，子宫内又有干血坚结不散，下白带，用矾石丸外治。

妇人六十二种风[1]，及腹中血气刺痛，红蓝花酒主之。

红蓝花酒方疑非仲景方。

红蓝花一两

上一味，以酒一大升，煎减半，顿服一半，未止再服。

注[1]六十二种风：泛指多种风证。

【语译】 妇人的多种风证，及腹中气滞血瘀而刺痛，可用红蓝花酒主治。

妇人腹中诸疾痛，当归芍药散主之。

当归芍药散方见前妊娠中。

【语译】 妇女多种疾病引起的腹中疼痛，可用当归芍药散主治。

妇人腹中痛,小建中汤主之。

小建中汤方 见前虚劳中。

【语译】 妇人腹中痛,用小建中汤主治。

问曰:妇人病,饮食如故,烦热不得卧而反倚息者,何也?师曰:此名转胞[1],不得溺也,以胞系了戾[2],故致此病,但利小便则愈,宜肾气丸主之。

肾气丸方

干地黄八两　薯蓣四两　山茱萸四两　泽泻三两　茯苓三两　牡丹皮三两　桂枝　附子炮,各一两

上八味,末之,炼蜜和丸,梧子大,酒下十五丸,加至二十五丸,日再服。

注[1]转胞:胞指膀胱。转胞,是一种小便不通的病证,多见于妊娠妇人。

[2]胞系了戾:谓膀胱之系带,缭绕捻转。

【语译】 问:妇人患病,饮食正常,但心烦热不能平卧,反要倚靠着呼吸才能平息,这是什么缘故?老师回答道:此病名转胞,解不出小便,因胞系缭绕捻转所致,只要通利小便就会痊愈,宜用肾气丸主治。

蛇床子散方　温阴中坐药。

蛇床子仁

上一味,末之,以白粉[1]少许,和合相得,如枣大,绵裹,内之,自然温。

注[1]白粉:一说为米粉,一说为铅粉,当以前者为是。

【语译】 蛇床子散为妇人阴寒外治坐药。

少阴脉[1]滑而数者,阴中即生疮,阴中蚀疮烂者,

149

狼牙汤洗之。

狼牙汤方

狼牙三两

上一味，以水四升，煮取半升，以绵缠箸[2]如茧，浸汤沥阴中，日四遍。

注[1]少阴脉：一般指足少阴肾经的太溪脉，也有谓诊在神门穴者。

[2]箸：即筷子。

【语译】 少阴肾脉按之滑而数，为有湿热盛于阴分，故令前阴生疮。如前阴生疮蚀烂的，用狼牙汤洗之。

胃气下泄，阴吹[1]而正喧[2]，此谷气之实也。膏发煎导之。

膏发煎方 见黄疸中。

注[1]阴吹： 阴户中出声，如后阴矢气样。

[2]正喧： 谓其声连续不断。

【语译】 胃中之气下泄，以致阴户中如矢气样喧然出声，这是由于谷气充实之故，可用膏发煎润导之。

小儿疳虫蚀齿方 疑非仲景方。

雄黄 葶苈

上二味，末之，取腊月猪脂镕，以槐枝绵裹头四五枚，点药烙之。

杂疗方第二十三

论一首 证一条 方二十二首

【提要】 自"杂疗方"以下三篇内容，绝大部分是宝贵的，也有些已不常使用，而原文还容易懂，所以未加译注，仅将原文

150

列出供参考。

退五脏虚热，**四时加减柴胡饮子**方

冬三月加柴胡八分　白术八分　大腹槟榔四枚，并皮、子用陈皮五分　生姜五分　桔梗七分

春三月加枳实，减白术，共六味

夏三月加生姜三分　枳实五分　甘草三分，共八味

秋三月加陈皮三分，共六味

上各㕮咀，分为三贴，一贴以水三升，煮取二升，分温三服。如人行四五里，进一服。如四体壅，添甘草少许，每贴分作三小贴，每小贴以水一升，煮取七合，温服。再合滓为一服，重煮，都成四服。疑非仲景方。

长服诃梨勒丸方 疑非仲景方。

诃梨勒煨　陈皮　厚朴各三两

上三味，末之，炼蜜丸如梧子大，酒饮服二十丸，加至三十丸。

三物备急丸方 见《千金》，司空裴秀为散用。亦可先和成汁，乃倾口中，令从齿间得入，至良验。

大黄一两　干姜一两　巴豆一两，去皮、心，熬，外研如脂

上药各须精新，先捣大黄、干姜为末，研巴豆内中，合治一千杵，用为散，蜜和丸亦佳，密器中贮之，莫令歇。主心腹诸卒暴百病，若中恶客忤，心腹胀满，卒痛如锥刺，气急口噤，停尸卒死者，以暖水若酒，服大豆许三四丸，或不下，捧头起，灌令下咽，须臾当差。如未差，更与三丸，当腹中鸣，即吐下，便差。若口噤，亦须

折齿灌之。

治伤寒，令愈不复，**紫石寒食散**方见《千金翼》。

紫石英　白石英　赤石脂　钟乳碓炼　栝蒌根　防风　桔梗　文蛤　鬼臼各十分　太一余粮十分，烧　干姜　附子炮，去皮　桂枝去皮，各四分

上十三味，杵为散，酒服方寸匕。

救卒死方

薤捣汁，灌鼻中。

又方

雄鸡冠割取血，管吹内鼻中。

猪脂如鸡子大，苦酒一升，煮沸，灌喉中。

鸡肝及血涂面上，以灰围四旁，立起。

大豆二七粒，以鸡子白并酒和，尽以吞之。

救卒死而壮热者方

矾石半斤，以水一斗半，煮消，以渍脚，令没踝。

救卒死而目闭者方

骑牛临面，捣薤汁灌耳中，吹皂荚末鼻中，立效。

救卒死而张口反折者方

灸手足两爪后十四壮了，饮以五毒诸膏散。有巴豆者。

救卒死而四肢不收失便者方

马屎一升，水三斗，煮取二斗以洗之。又取牛洞稀粪也。一升，温酒灌口中，灸心下一寸、脐上三寸、脐下四寸，各一百壮，差。

救小儿卒死而吐利不知是何病方

狗屎一丸，绞取汁以灌之。无湿者，水煮干者，

取汁。

治尸蹶方　尸蹶脉动而无气，气闭不通，故静而死也，治方。 脉证见上卷。

菖蒲屑，内鼻两孔中吹之。今人以桂屑着舌下。

又方

剔取左角发方寸，烧末，酒和，灌令入喉，立起。

救卒死，客忤死，还魂汤主之方《千金》云：主卒忤鬼击飞尸，诸奄忽气绝无复觉，或已无脉，口噤拗不开，去齿下汤。汤下口不下者，分病人发左右，捉搇肩引之。药下，复增取一升，须臾立苏。

麻黄三两，去节，一方四两　杏仁去皮尖，七十个　甘草一两，炙，《千金》用桂心二两

上三味，以水八升，煮取三升，去滓，分令咽之。通治诸感忤。

又方

韭根一把　乌梅二七个　吴茱萸半升，炒

上三味，以水一斗，煮之。以病人栉内中，三沸，栉浮者生，沉者死。煮取三升，去滓，分饮之。

救自缢死方　自缢死，旦至暮，虽已冷，必可治；暮至旦，小难也。恐此当言阴气盛故也。然夏时夜短于昼，又热，犹应可治。又云：心下若微温者，一日以上，犹可治之。方

徐徐抱解，不得截绳，上下安被卧之。一人以脚踏其两肩，手少挽其发，常弦弦勿纵之。一人以手按据胸上，数动之。一人摩捋臂胫，屈伸之。若已僵，但渐渐强屈之，并按其腹。如此一炊顷，气从口出，呼吸眼开

而犹引按莫置，亦勿苦劳之。须臾，可少桂汤及粥清含与之，令濡喉，渐渐能咽，乃稍止。若向令两人以管吹其两耳朵好。此法最善，无不活者。

疗中暍方　凡中暍死，不可使得冷，得冷便死，疗之方

屈草带，绕暍人脐，使三两人溺其中，令温。亦可用热泥和屈草，亦可扣瓦椀底按及车缸以着暍人，取令溺，须得流去。此谓道路穷卒无汤，当令溺其中，欲使多人溺，取令温。若有汤便可与之，不可泥及车缸，恐此物冷。暍既在夏月，得热泥土、暖车缸，亦可用也。

救溺死方　取灶中灰两石余以埋人，从头至足，水出七孔，即活。

上疗自缢、溺、暍之法，并出自张仲景为之。其意殊绝，殆非常情所及，本草所能关，实救人之大术矣。伤寒家数有暍病，非此遇热之暍。见《外台》、《肘后》目。

治马坠及一切筋骨损方 见《肘后方》。

大黄一两,切,浸,汤成下　绯帛如手大,烧灰　乱发如鸡子大,烧灰用　久用炊单布一尺,烧灰　败蒲一握三寸　桃仁四十九个,去皮、尖,熬　甘草如中指节,炙,剉

上七味，以童子小便量多少，煎汤成，内酒一大盏，次下大黄，去滓，分温三服。先剉败蒲席半领，煎汤浴，衣被盖覆，斯须，通利数行，痛楚立差。利及浴水赤，勿怪，即瘀血也。

禽兽鱼虫禁忌并治第二十四

论二首　合九十法　方二十一首

　　凡饮食滋味，以养于生，食之有妨，反能为害。自非服药炼液，焉能不饮食乎。切见时人，不闲调摄，疾疢竞起；若不因食而生，苟全其生，须知切忌者矣。所食之味，有与病相宜，有与身为害，若得宜则益体，害则成疾，以此致危，例皆难疗。凡煮药饮汁以解毒者，虽云救急，不可热饮，诸毒病得热更甚，宜冷饮之。

　　肝病禁辛，心病禁咸，脾病禁酸，肺病禁苦，肾病禁甘。春不食肝，夏不食心，秋不食肺，冬不食肾，四季不食脾。辨曰：春不食肝者，为肝气王，脾气败，若食肝，则又补肝，脾气败尤甚，不可救。又肝王之时，不可以死气入肝，恐伤魂也。若非王时，即虚，以肝补之佳。余脏准此。

　　凡肝脏自不可轻啖，自死者弥甚。

　　凡心皆为神识所舍，勿食之，使人来生复其报对矣。

　　凡肉及肝，落地不着尘土者，不可食之。

　　猪肉落水浮者，不可食。

　　诸肉及鱼，若狗不食，鸟不啄者，不可食。

　　诸肉不干，火炙不动，见水自动者，不可食之。

　　肉中有如米点者，不可食之。

　　六畜肉，热血不断者，不可食之。

父母及身本命肉，食之令人神魂不安。

食肥肉及热羹，不得饮冷水。

诸五脏及鱼，投地尘土不污者，不可食之。

秽饭馁肉臭鱼，食之皆伤人。

自死肉，口闭者，不可食之。

六畜自死，皆疫死，则有毒，不可食之。

兽自死，北首及伏地者，食之杀人。

食生肉，饱饮乳，变成白虫。一作血蛊。

疫死牛肉，食之令病洞下，亦致坚积，宜利药下之。

脯藏米瓮中，有毒，及经夏食之，发肾病。

治自死六畜肉中毒方

黄柏屑，捣服方寸匕。

治食郁肉漏脯中毒方 郁肉，密器盖之隔宿者是也。漏脯，茅屋漏下沾着者是也。

烧犬屎，酒服方寸匕，每服人乳汁亦良。

饮生韭汁三升，亦得。

治黍米中藏干脯，食之中毒方

大豆浓煮汁，饮数升即解。亦治诸肉漏脯等毒。

治食生肉中毒方

掘地深三尺，取其下土三升，以水五升，煮数沸，澄清汁，饮一升，即愈。

治六畜鸟兽肝中毒方

水浸豆豉，绞取汁，服数升愈。

马脚无夜眼者，不可食之。

食酸马肉，不饮酒，则杀人。

马肉不可热食，伤人心。

马鞍下肉，食之杀人。

白马黑头者，不可食之。

白马青蹄者，不可食之。

马肉狕肉共食，饱醉卧，大忌。

驴马肉合猪肉食之，成霍乱。

马肝及毛，不可妄食，中毒害人。

治马肝毒中人未死方

雄鼠屎二七粒，末之，水和服，日再服。屎尖者是。

又方

人垢，取方寸匕，服之佳。

治食马肉中毒欲死方

香豉二两　杏仁三两

上二味，蒸一食顷，熟，杵之服，日再服。

又方

煮芦根汁，饮之良。

疫死牛，或目赤，或黄，食之大忌。

牛肉共猪肉食之，必作寸白虫。

青牛肠，不可合犬肉食之。

牛肺，从三月至五月，其中有虫如马尾，割去勿食，食则损人。

牛羊猪肉，皆不得以楮木桑木蒸炙。食之，令人腹内生虫。

啖蛇牛肉杀人。何以知之？啖蛇者，毛发向后顺者是也。

治啖蛇牛肉，食之欲死方

饮人乳汁一升，立愈。

又方

以泔洗头，饮一升，愈。

牛肚细切，以水一斗，煮取一升，暖饮之，大汗出者愈。

治食牛肉中毒方

甘草煮汁饮之，即解。

羊肉，其有宿热者，不可食之。

羊肉不可共生鱼、酪食之，害人。

羊蹄甲中有珠子白者，名羊悬筋，食之令人癫。

白羊黑头，食其脑，作肠痈。

羊肝共生椒食之，破人五脏。

猪肉共羊肝和食之，令人心闷。

猪肉以生胡荽同食，烂人脐。

猪脂不可合梅子食之。

猪肉和葵食之，少气。

鹿肉不可和蒲白作羹，食之发恶疮。

麋脂及梅李子，若妊娠食之，令子青盲，男子伤精。

麋肉不可合虾及生菜、梅李果食之，皆病人。

痼疾人，不可食熊肉，令终身不愈。

白犬自死，不出舌者，食之害人。

食狗鼠余，令人发瘘疮。

治食犬肉不消成病方　食犬肉不消，心下坚或腹胀，口干大渴，心急发热，妄语如狂，或洞下方。

杏仁_{一升，合皮，熟，研用}

以沸汤三升和，取汁分三服，利下肉片，大验。

妇人妊娠，不可食兔肉、山羊肉及鳖、鸡、鸭，令子无声音。

兔肉不可合白鸡肉食之，令人面发黄。

兔肉着干姜食之，成霍乱。

凡鸟自死，口不闭，翅不合者，不可食之。

诸禽肉，肝青者，食之杀人。

鸡有六翮四距者，不可食之。

乌鸡白首者，不可食之。

鸡不可共葫蒜食之，滞气。一云鸡子。

山鸡不可合鸟兽肉食之。

雉肉久食之，令人瘦。

鸭卵不可合鳖肉食之。

妇人妊娠食雀肉，令子淫乱无耻。

雀肉不可合李子食之。

燕肉勿食，入水为蛟龙所啖。

治食鸟兽中箭肉毒方　鸟兽有中毒箭死者，其肉有毒，解之方：大豆煮汁及蓝汁，服之，解。

鱼头正白如连珠，至脊上，食之杀人。

鱼头中无腮者，不可食之，杀人。

鱼无肠胆者，不可食之，三年阴不起，女子绝生。

鱼头似有角者，不可食之。

鱼目合者，不可食之。

六甲日，勿食鳞甲之物。

鱼不可合鸡肉食之。

鱼不得合鸬鹚肉食之。

鲤鱼鲊不可合小豆藿食之，其子不可合猪肝食之，害人。

鲤鱼不可合犬肉食之。

鲫鱼不可合猴雉肉食之。一云：不可合猪肝食。

鳀鱼合鹿肉生食，令人筋甲缩。

青鱼鲊不可合生葫荽及生葵，并麦中食之。

鳍、鳝不可合白犬血食之。

龟肉不可合酒、果子食之。

鳖目凹陷者及厌下有王字形者，不可食之。

其肉不得合鸡鸭子食之。

龟鳖肉不可合苋菜食之。

虾无须及腹下通黑，煮之反白者，不可食之。

食脍，饮乳酪，令人腹中生虫，为瘕。

治食鲙不化成癥病方 鲙食之，在心胸间不化，吐复不出，速下除之，久成癥病，治之方

橘皮一两 大黄二两 朴硝二两

上三味，以水一大升，煮至小升，顿服即消。

食鲙多不消，结为癥病，治之方

马鞭草

上一味，捣汁饮之。或以姜叶汁，饮之一升，亦消。又可服吐药吐之。

食鱼后中毒，面肿烦乱，治之方

橘皮

160

浓煎汁，服之即解。

食鲵鮧鱼中毒方

芦根

煮汁，服之即解。

蟹目相向，足斑赤者，不可食之。

食蟹中毒，治之方

紫苏

煮汁，饮之三升。紫苏子捣汁饮之，亦良。

又方

冬瓜汁，饮二升。食冬瓜亦可。

凡蟹未遇霜，多毒。其熟者，乃可食之。

蜘蛛落食中，有毒，勿食之。

凡蜂蝇虫蚁等，多集食上，食之致瘘。

果实菜谷禁忌并治第二十五

果子生食，生疮。

果子落地经宿，虫蚁食之者，人大忌食之。

生米停留多日，有损处，食之伤人。

桃子多食，令人热，仍不得入水浴，令人病淋沥寒热病。

杏酪不熟，伤人。

梅多食，坏人齿。

李不可多食，令人胪胀。

林檎不可多食，令人百脉弱。

橘柚多食，令人口爽，不知五味。

梨不可多食，令人寒中。金疮产妇，亦不宜食。

樱桃、杏多食，伤筋骨。

安石榴不可多食，损人肺。

胡桃不可多食，令人动痰饮。

生枣多食，令人热渴气胀。寒热羸瘦者，弥不可食，伤人。

食诸果中毒治之方

猪骨烧过。

上一味，末之，水服方寸匕。亦治马肝漏脯等毒。

木耳赤色及仰生者，勿食。

菌仰卷及赤色者不可食。

食诸菌中毒，闷乱欲死，治之方

人粪汁，饮一升；土浆，饮一二升；大豆浓煮汁，饮之；服诸吐利药，并解。

食枫柱菌而哭不止，治之以前方。

误食野芋，烦毒欲死，治之以前方。其野芋根，山东人名魁芋。人种芋，三年不收，亦成野芋，并杀人。

蜀椒闭口者，有毒。误食之，戟人咽喉，气病欲绝，或吐下白沫，身体痹冷，急治之方。

肉桂煎汁饮之。多饮冷水一二升，或食蒜，或饮地浆，或浓煮豉汁饮之，并解。

正月勿食生葱，令人面生游风。

二月勿食蓼，伤人肾。

三月勿食小蒜，伤人志性。

四月八月勿食胡荽，伤人神。

五月勿食韭，令人乏气力。

五月五日勿食一切生菜，发百病。

六月七月勿食茱萸，伤神气。

八月九月勿食姜，伤人神。

十月勿食椒，损人心，伤心脉。

十一月十二月勿食薤，令人多涕唾。

四季勿食生葵，令人饮食不化，发百病。非但食中，药中皆不可用，深宜慎之。

时病差未健，食生菜，手足必肿。

夜食生菜，不利人。

十月勿食被霜生菜，令人面无光，目涩，心痛，腰疼，或发心疟。疟发时，手足十指爪皆青，困委。

葱、韭初生芽者，食之伤人心气。

饮白酒，食生韭，令人病增。

生葱不可共蜜食之，杀人，独颗蒜弥忌。

枣合生葱食之，令人病。

生葱和雄鸡、雉、白犬肉食之，令人七窍经年流血。

食糖、蜜后四日内，食生葱、韭，令人心痛。

夜食诸姜、蒜、葱等，伤人心。

芜菁根多食，令人气胀。

薤不可共牛肉作羹食之，成瘕病。韭亦然。

莼多食，动痔疾。

野苣不可同蜜食之，作内痔。

白苣不可共酪同食，作䘌虫。

黄瓜食之，发热病。

葵心不可食，伤人，叶尤冷，黄背赤茎者，勿食之。

胡荽久食之，令人多忘。

病人不可食胡荽及黄花菜。

芋不可多食，动病。

妊妇食姜，令子余指。

蓼多食，发心痛。

蓼和生鱼食之，令人夺气，阴核疼痛。

芥菜不可共兔肉食之，成恶邪病。

小蒜多食，伤人心力。

食躁式躁方

豉

浓煮汁饮之。

误食钩吻杀人解之方　钩吻与芹菜相似，误食之，杀人，解之方《肘后》云：与茱萸、食芹相似。

荠苊八两

上一味，水六升，煮取二升，分温二服。钩吻生地傍无他草，其茎有毛，以此别之。

治误食水莨菪中毒方　菜中有水莨菪，叶圆而光，有毒。误食之，令人狂乱，状如中风，或吐血，治之方。

甘草

煮汁，服之即解。

治食芹菜中龙精毒方　春秋二时，龙带精入芹菜中，人偶食之为病，发时手青，腹满痛不可忍，名蛟龙病。治之方。

硬糖_{二三升}

上一味，日两度服之，吐出如蜥蜴三五枚，差。

食苦瓠中毒治之方

黍穰

煮汁，数服之解。

扁豆，寒热者不可食之。

久食小豆，令人枯燥。

食大豆屑，忌啖猪肉。

大麦久食，令人作疥。

白黍米不可同饴、蜜食，亦不可合葵食之。

莜麦面多食，令人发落。

盐多食，伤人肺。

食冷物，冰人齿。

食热物，勿饮冷水。

饮酒食生苍耳，令人心痛。

夏月大醉汗流，不得冷水洗着身，及使扇，即成病。

饮酒，大忌灸腹背，令人肠结。

醉后勿饱食，发寒热。

饮酒食猪肉，卧秫稻穰中，则发黄。

食饴，多饮酒，大忌。

凡水及酒，照见人影动者，不可饮之。

醋合酪食之，令人血瘕。

食白米粥，勿食生苍耳，成走疰。

食甜粥已，食盐即吐。

犀角筯搅饮食，沫出及浇地坟起者，食之杀人。

饮食中毒，烦满，治之方

苦参三两　苦酒一升半

上二味，煮三沸，三上三下，服之，吐食出，即差。或以水煮亦得。

又方

犀角汤亦佳。

贪食，食多不消，心腹坚满痛，治之方

盐一升　水三升

上二味，煮令盐消，分三服，当吐出食，便差。

矾石，生入腹，破人心肝，亦禁水。

商陆，以水服，杀人。

葶苈子傅头疮，药成入脑，杀人。

水银入人耳及六畜等，皆死。以金银着耳边，水银则吐。

苦楝无子者杀人。

凡诸毒，多是假毒以投，不知时，宜煮甘草荠苨汁饮之，通除诸毒药。

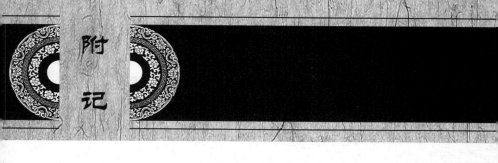

附记

　　《金匮要略语译》一书，是卫生部、国家中医药管理局在文献研究方面的科研课题之一，由浙江中医学院何任教授承担了此项课题。1985年4月5日，卫生部原中医司中医古籍整理出版办公室在杭州召开了课题论证会。与会参加论证的人员有殷品之教授，李克光教授，欧阳锜研究员，钱超尘副教授，刘广洲副研究员，杨继荪主任医师以及宋志恒同志，本书责任编辑成德水副编审也参加了会议。

　　本书完成以后，国家中医药管理局委托人民卫生出版社，于1988年9月25日在杭州由白永波同志主持了审定稿会议。与会参加审定的人员有殷品之教授、杨百茀教授、刘渡舟教授，欧阳锜研究员寄有书面意见。另外，出席会议的还有浙江省卫生厅王绪鳌副厅长、浙江省中医药管理局于诗俊局长，主编单位的葛琳仪院长、魏欣甫副院长，人民卫生出版社的成德水副编审、李世华副编审。

　　本书在即将出版之际，谨向以上诸位同道表示衷心的感谢！

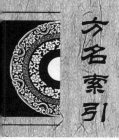